新版

高齢者のための
漢方診療

Essence of Kampo Medicine for geriatrics

岩崎 鋼＝著

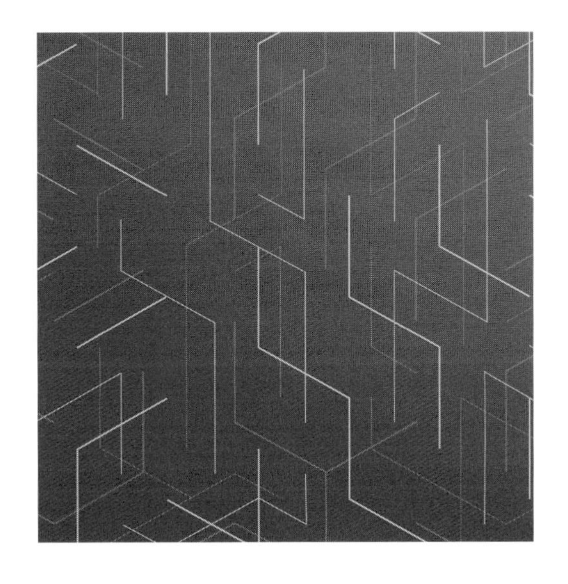

東洋学術出版社

新版のまえがき

本書は，筆者が 2017 年に著した『高齢者のための漢方診療』（丸善出版）の改訂版である。あれから５年が経ち，日本漢方にもいくらかのエビデンスが加わった。英論文の数でいうと，本論でも述べるが，約千本だったのが２千本になった。その中には高齢者医療に関係するものも多い。そこで，そうした新しい知見に基づいて一部の内容は刷新した。

また新型コロナウイルス感染症という新たな疾患が登場したため，それについての記載を行った。フレイルに関しては社会の理解がさらに深まったため，冒頭において詳しく扱った。

一方，漢方医学，中医学の解説はほぼ元のままである。初版は老年医学会のガイドライン執筆を契機として書かれたのでそれについて詳しく触れたが，それももう古くなったのでそのことは割愛した。ただそのガイドラインでも取り上げていた「漢方の有害事象」は特別に一章を設けて解説した。本書が高齢者医療に関わるあらゆる方々のお役に立てば幸いである。

筆者

目　次

序章

漢方医学

POINT

- 日本には確固たる伝統医学の体系はない
- 日本の伝統医学は一旦滅びたものを新しく作り上げた医学
- 世界的には中医学が主要な地位を確立している
- エビデンスは中医学が漢方を凌駕している

1 日本には確固たる伝統医学の体系はない

最近は，日常診療にも漢方薬がすっかりお馴染みになった。大建中湯とか，抑肝散とか，六君子湯とか，使ったことのある医師は多いだろう。だが漢方医学を学んだという医師は少ない。本来，西洋薬が「西洋医学」という学問の中で使われる薬であるように，漢方薬は「漢方医学」の薬である……ことになっている。

だがじつは，「漢方医学とは何か」はっきりしないのである。一応，「中国伝統医学が日本に入り独自の発展を遂げたもの」ということらしい。では日本の伝統医学は漢方医学という系統に一本化されているのか。そうした確立した医学体系が存在するのか。

たまたま手元に，漢方の参考書が一冊ある。入江祥史編著『漢方処方定石と次の一手』(中外医学社)。入江氏のほか，加島雅之，山田明広，小川恵子，小栗重統など9名の，いずれも名のある「漢方医」の共著だ。しかし内容を読むと，彼らがみな別々の医学を学んでいることがわかる。入江氏は「中医学」。加島雅之氏は日中古今あらゆる医学に通暁する碩学。山田明広氏も中医学だが，一部「経方

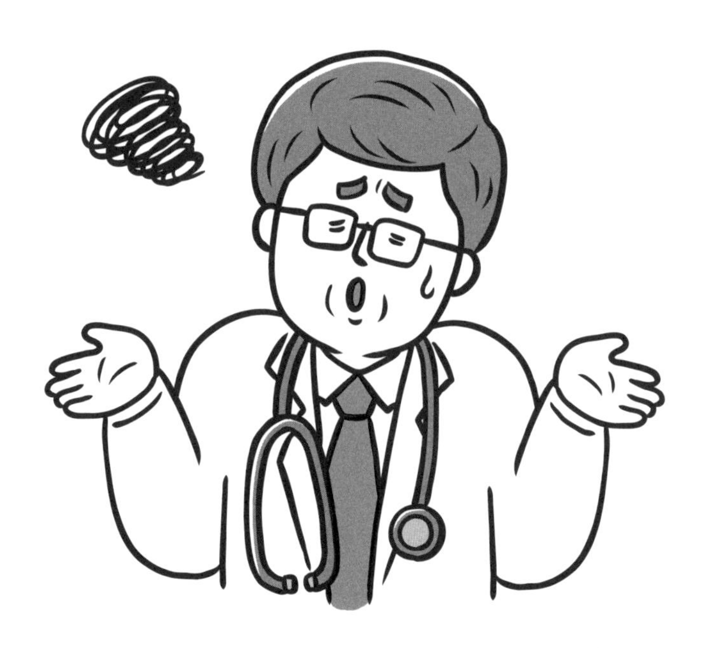

中医学？　経方医学？　和漢診療学？　もうお手上げさ…。

医学」を取り入れている。小川恵子氏は「和漢診療学」の系統に属するが，著述の内容には中医学や経方医学が混ざっている。小栗重統氏は純然たる経方医学だ。

「ちょっと待ってくれ，漢方だって知らないのに，中医学だの，経方医学だの，和漢診療学だの，聞いたこともないぞ」という読者が多いだろう。だが実際は，日本で「漢方医」を名乗る人たちのうち，ある人は「われこそは日本漢方」を名乗るし（北里大学系統に多い），ある人たちは「和漢診療学」（富山大学，千葉大学の系統），ある人びとは「中医学」，ある人びとは経方医学を実践している。かくいう私は中医学がメインだが，日本漢方が混ざった「折衷派」だ。

訳がわからん，でしょう？　要するに，日本には確固たる，統一された伝統医学体系があるわけではないのだ。いろんな伝統医学が何となく総称されて，いわば西洋医学の対語として「漢方」と呼ばれているのである。今，何気なく「伝統医学」という言葉を使ったが，じつは和漢診療学だろうが経方医学，中医学だろうが，その歴史は数十年に過ぎない。どのくらい経てば伝統なのか知らないが，たかだか数十年の医学を「伝統医学」と呼べるだろうか，などと言うと怒り出す学会がある。日本でただ1つ，日本医学会に加盟している伝統医学の学会で，厚

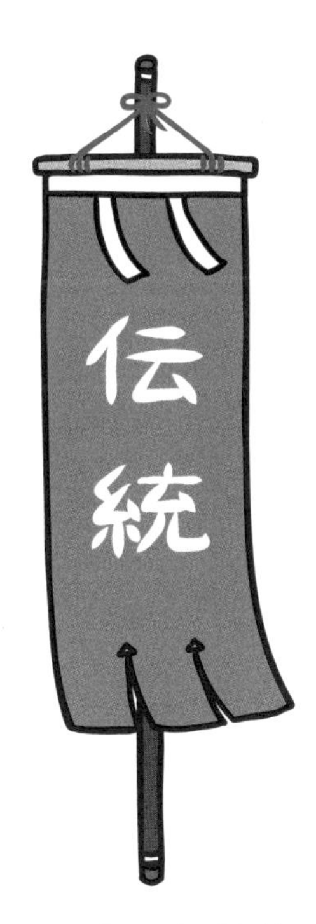

どのくらい経てば，「伝統」（？）

労省が認めた専門医資格を発行する日本東洋医学会である。漢方は古代中国医学に端を発しながらも日本独自の発展を遂げ，云々というのは，日本東洋医学会の教科書『入門漢方医学』（南江堂）からパクってきたセリフだが，皮肉屋の私としては，「へえ，じゃあ東洋医学って何ですか」とでも聞きたくなる。

ちょっと蘊蓄を披露すると，世界地理で東洋といえば北はウラル山脈から南はボスフォラス海峡を結んだ線の東側である。そこには中医学や漢方の他に，イスラム世界に拡がるユナーニ医学，インドのアーユルヴェーダ，モンゴル医学，チベット医学，高麗・韓国医学，タイ医学，インドネシアを中心として拡がるジャムー医学などが存在する。東洋の医学といえばこれだけあるのだ。なかでもユナーニ，中医学，アーユルヴェーダが世界三大伝統医学と呼ばれ，利用者が多い（**図1**）。日本東洋医学会がそれらを全部扱っているという話は寡聞にして聞かない。では中国語で「東洋」とは何かというと，それは中国から覧て東の海の向こう，すなわち日本のことである。そうすると日本東洋医学会というのは日本日本医学会と

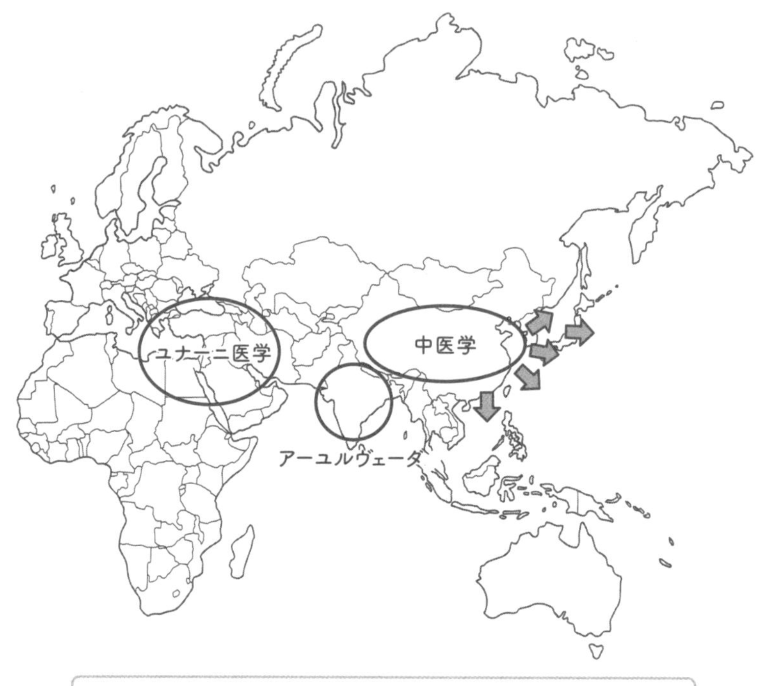

●**東アジア伝統医学**
中国，台湾，韓国，北朝鮮，ベトナム，日本を中心に実践されている各種伝統医学のうち，古代中華文明に共通の端を発する諸医学

図1　三大伝統医学

なってしまって始末が悪い。どちらにしても東洋医学というのはおかしな言い方なのだ。

2 日本の伝統医学は一旦滅びたものを新しく作り上げた医学

日本に伝統医学がなかった，ということではない。『医心方』を書いた丹波康頼に始まり，山脇東洋，吉益東洞など，時代時代に名医は輩出した。だが日本は明

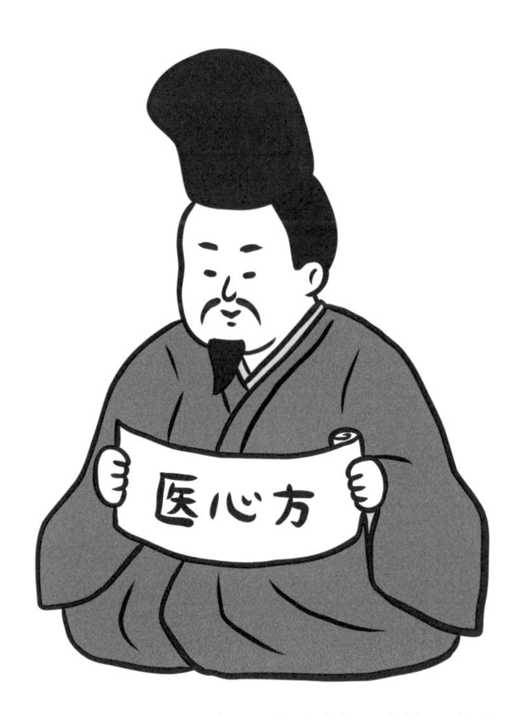

私の名は，“たんばの，やすより”と読みます

治時代，伝統医学を捨ててしまった。国家公式の医学としては，西洋医学しか認めなかった。その結果，臨床では浅田宗伯（あさだそうはく），学者としては森立之（もりたつゆき），この２人が没したとき，日本の伝統医学は一旦滅びたのである。その後，市井の医師，薬剤師が捨てられた落ち葉を拾うように少しずつ古書を紐解いては伝統の復活を試みた。結局，各人各様にばらばらな努力が重ねられた結果，今，日本にあるのは「昔あった伝統医学の断片を拾い上げ，後世の人が新しく自分流に作り上げたいろいろな医学」である。

医学史の講義ではないので，一つひとつをここで細かく説明するつもりはない。まあ，博多ラーメンみたいに，本家と元祖と本流が争っていると思えばいい。ただ，私自身が基本的には中医学の立場をとっており，したがってこの本もその色彩が濃くならざるを得ないので，中医学についてだけは簡単に説明しておく。

3 世界的には中医学が主要な地位を確立している

中医学というのは，中華人民共和国において，中国各地の伝統医学を国家が主導して統合し，おおむね理論統一した医学体系である。現在，中国で（台湾，東南アジアでも）伝統医学といえば，まず中医学であり，その中にいろいろな流派系統はあれども，一応「中医学」という学問体系が確立している。中国では医師の資格が「西医師」と「中医師」に分かれており，中医学を実践するのは中医師だ。中国は国を挙げて積極的に中医学を推奨しており，各地に「中医薬大学」を多数設立している。主要な中医薬大学は日本の旧帝大をはるかに上回る設備と規模を誇る。中医学だからといって西洋医学的な検査をしないというのではなく，大きな中医医院（中国語の医院は病院のこと）にはMRIもPETも完備している。中国では伝統医学に西洋医学を取り入れる努力が長年重ねられており，これを「中西医結合」という。中医薬大学では最新の研究設備をそろえ，研究者を各国に留学させ，伝統医学の作用機序の解明や新薬の開発に積極的に取り込み，その結果，アジアの伝統医学といえば今や世界的に中医学が主要な地位を確立している。

4 エビデンスは中医学が漢方を凌駕している

さて，読者には，中国嫌いの人もたくさんいるだろう。伝統医学の領域では中国が日本をはるかに凌駕している，などといえば面白くないだろう。一点だけ指摘しよう。PubMedで「traditional Chinese medicine」（中医学）と検索してみると，111,456件ヒットする。(2022年7月10日検索)。「Kampo」は2,127件だ。「Traditional Korean medicine」は2,986件だ。ちなみにこの本の初版を書いた2016年当時，この数字はそれぞれ中医学43,961件，漢方1,182件だった。漢方も少しずつエビデンスが蓄積してきたことが窺われるが，中医学との差は指数関数的に開く一方であり，韓医学にも遅れを取っている。中国では新型コロナの治療にも積極的に中医学を適用し，その使用法のガイドラインも年々新しくなっている。

ちなみに「traditional Chinese medicine covid-19」と入れると英論文が1,708件見

つかる。「Kampo Covid-19」は……22本。興味深いのは，その半数以上に東北大学の高山真先生が関わっているということだ。もちろん共著者としては他の研究者も名を連ねているが，この分野は日本ではほとんど高山真先生の独壇場なのだ。初版で，「日本では長らく，漢方薬は保険収載され医薬品として扱われてきたが，その背景となる伝統医学を公式には認めてこなかった。医学部でも教えず，国家が大々的に研究教育を主導する，などという状況とは程遠かった。基礎となる医学を学ばないまま，医薬品である漢方薬を医師が処方する，という不思議な状況がまかり通っていた。いや，今でもそうだ」と書いたが，当時と比較すると，東北大学の漢方内科が際立って研究業績を上げてきている。それを慶應大学の東洋医学科が追いかけているという状況である。中国は当時に比べてもさらに一層，中医学を国が大々的に推進し，専門の大学，研究所を各地に整備し，研究，教育，普及に努めている。韓国も日本よりエビデンス構築では先行している。そういうわけで，私はこの新版でも基本的には中医学に沿って話を進めるが，新たに日本で出てきたエビデンスについてはなるべく触れることにしたい。また韓医学から発信されているエビデンスについても触れるであろう。

中医学の構造

中医学は，さまざまな中国各地の伝統流派をどうにか纏めて，一定の学問体系に整備したものである。これを全部学ぶには，中医薬大学５年間の過程に初期研修２年を要する。ここでは，ごくざっくりと説明する。

中医学は，**図２**のような構造をしている。中医学においては，基本的には五感

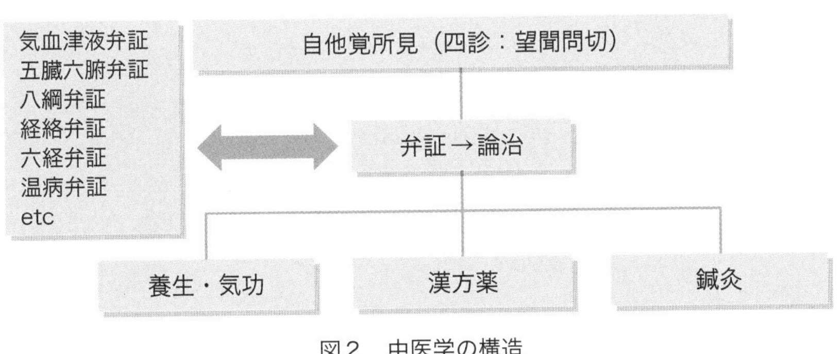

図２　中医学の構造

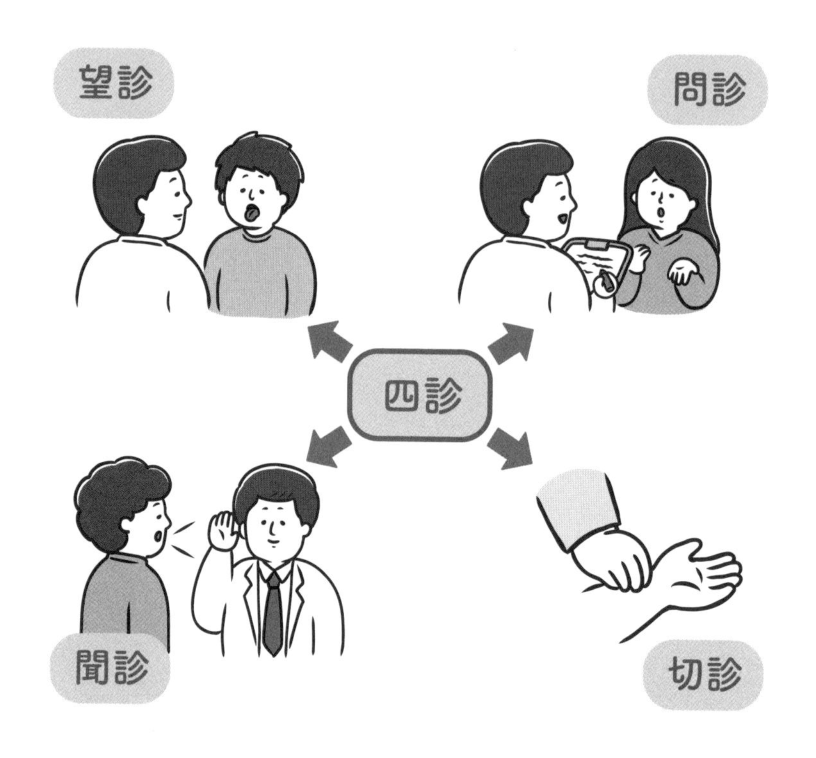

が頼りだ。患者の情報を望（覧る）聞（音を聞く，匂いを嗅ぐ）問（問診する）切（触る）という４種類の診察で収集し（四診），その情報を弁証という一種の診断基準に照らし合わせる。その結果，「証」という診断が決まると，それに従って治療方針が定まる（論治）。この「弁証論治」が中医学の核である。弁証には六経弁証，気血津液弁証，八綱弁証，五臓六腑弁証等々さまざまなものがあるが，それらについては「中医学道場」として別立てに解説する。この道場の門をくぐっていただけないと，本文中の記載について来られなくなる。ともかく証という診断がついて治療方針が定まると，それに従って薬物治療（漢方薬など），鍼灸按摩治療，食養生，運動療法（太極拳など）さまざまな治療を行う。「中医学＝漢方薬ではない」ことはご理解いただきたい。また鍼灸按摩は日本では「医療類似行為」と分類されるが，国際的にはこれは立派な「医療」である。

第1章

老年期症候群および フレイルと漢方・中医学

POINT

- 老年期症候群に先立って，フレイルが出現する
- Frailty に陥った高齢者を早期に発見し，適切な介入を行うことが大切
- 加齢によるフレイルに使う基本処方が八味地黄丸

さて，本書は高齢者医療における漢方治療について論じる。そこでまず始めに，老年期症候群と漢方・中医学との関わりについて改めて整理したい。

老年期症候群とフレイル

老年期症候群とは老化が進行し，身体および精神機能が低下した高齢者において出現する，特有なさまざまの症候，障害を指す。すなわち**表1**に挙げるようなさまざまな症候を総括する概念である。

表1　老年期症候群に含まれる諸症候

認知機能低下，せん妄，転倒，失禁，褥瘡，寝たきり，医原病性疾患，嚥下障害，胃腸障害（特に便秘），免疫力低下，難聴，視力低下等々

障害をもつ高齢者が抱えるこのような状況は非常に深刻で，高齢者医療における有益性とはすなわちこの老年期症候群にどれほど有効であり，また安全性が高

く，さらに経済性も優れているかを問うことにほかならない。

近年では，この老年期症候群の状態に先立って，フレイルという状態が出現すると考えられている。フレイルというのは英語の frailty をどう訳すか日本老年医学会が知恵を絞ったあげく，訳せないで「フレイル」になってしまった経緯があるが，国立長寿医療研究センターのホームページによると，「健康寿命を失いやすい高齢者であり，健康を保つための配慮が今まで以上に必要な人々」とされている（https://www.ncgg.go.jp/hospital/navi/07.html）。つまり人間は一気に老年期症候群の状態に陥るのではなく，だんだんとフレイルになって，つまりあちこちが脆くなって，最終的に老年期症候群となるということだ。「frailty Kampo」で PubMed 検索をかけると 27 本出てきた。「frailty traditional Chinese Medicine」は 48 本である。差は「絶望的なまでに開いてはいない」。だが今後どうなるかはわからない。

フレイル

フレイルとは，要するに「俺も年取ったなー」ということである。私だってもう 58 歳だから，あっちこっち「年取ったなー」という症状，病態を抱えている。国立長寿医療研究センターのホームページ（https://www.ncgg.go.jp/hospital/navi/07.html）を参照すると，次の５つのうち３つが揃うとフレイルだそうだ。

1．歩行速度の低下
2．疲れやすい
3．活動性の低下
4．筋力低下
5．体重減少

なんと，私など５の体重減少を除いて残り全部当てはまる。立派なフレイルである。ただし注意しなくてはいけないのは，これらが年齢とともに進んできたときにフレイルということだ。医学用語のフレイルは単なる「虚弱」の意味ではないから，20 代の人がこれ全部に当てはまるからといって「あなたはフレイル」とは言わない。加齢に伴って「昔よりこうなってきた」状態がフレイルである。

しかし，この国立長寿医療研究センターの定義は，少し運動面に偏りすぎているように思われる。実際には年取ったなーと感じるのは，昔ほど食えなくなった，老眼が進んだ，耳が遠くなった，認知症というほどではないがめっきり物覚えが悪くなったなど，もっとさまざまな症状があると思われる。私の場合は昔より酒が飲めなくなったというのも加わる。

Frailty に陥った高齢者を早期に発見し，適切な介入を行うことが大切

少子高齢化は世界的課題であり，わが国はその先頭を走っている。2025 年には 75 歳以上の後期高齢者が２千万人を超える。日本人の平均寿命（男性 79.64 歳・女性 86.39 歳）と健康寿命（男性 70.42 歳・女性 73.62 歳）の差は男性で 9.22 年，女性で 12.77 年とされている（厚労省・平成 22 年）が，これは，男性は平均して９年間，女性は 13 年間「要介護」状態で過ごすことを意味している。つまり健康寿命と寿命の間には必ず 10 年程度のタイムラグがくっ付いてくる。だから単に寿命を延ばすという方向だけを考えていたのでは，この 10 年が必ずくっ付いてくるわけだから，医療経済的に国の負担が大きくなることに違いがない。わが国の介護および介護予防サービスに要する費用は８兆円を超えており，いかにして要介護期間を短くするかが喫緊の課題といえる。

健常な状態から要介護状態に突然移行することは脳卒中などではあり得るが，多くの後期高齢者はフレイルという中間的な段階を経て，徐々に要介護状態に陥る。フレイルの元となった frailty とは，高齢期に生理的予備能が低下することでストレスに対する脆弱性が亢進し，生活機能障害・要介護状態・死亡などの転機に陥りやすい状態のことで，筋力の低下によって動作の俊敏性が失われて転倒しやすくなるような身体的問題だけでなく，認知機能障害やうつなどの精神的・心理的問題，さらに独居や経済的困窮などの社会的問題をも含む概念だ。荒井秀典（日本老年医学会フレイルワーキング座長）らは「加齢に伴う様々な機能変化や予備機能低下によって健康障害に対する脆弱性が増加した状態」と定義している。このように介護に先立つ段階がフレイルであり，ここで介入すれば要介護期間を短縮できるのではないかと期待されているのである。つまり frailty に陥った高齢者を早期に発見し，適切な介入をすることで，生活機能の維持・向上をはかることが期待されている。また frailty には身体のみならず精神・心理的要素，社会的側面のニュアンスも含んでいる。

3 中医学のフレイル ～八味地黄丸の適応より～

さてこれまで説明したのは西洋医学のフレイルだが，中医学はより包括的な加齢の概念を有している。ツムラの7番に八味地黄丸（はちみじおうがん）という薬がある。適応を見ると，「疲労，倦怠感著しく，尿利減少または頻数，口渇し，手足に交互的に冷感と熱感のあるものの次の諸症」とあり，病名として「腎炎，糖尿病，陰萎，坐骨神経痛，腰痛，脚気，膀胱カタル，前立腺肥大，高血圧」となっている。この適応病名，ちょっと訳がわからないと思いませんか？　じつはこの漢方エキス製剤の適応症というのは昭和36年（1961年）の法律制定以来ほとんど変わっていないので，まったく当てにならない。腎炎，糖尿病，陰萎，坐骨神経痛，腰痛，脚気，膀胱カタル，前立腺肥大，高血圧に全部効く薬など，あるはずがない。しかし上の適応症をざっくり全体的に眺めてみると，どう見ても健常成人のそれではない。高齢者が年齢を重ねるに従って生じてくる種々の症状，症候と考えれば，ある程度合点がいくのではなかろうか。つまり八味地黄丸の適応症は「加齢によるフレイル」である。昭和36年にはそんな概念はなかったので，こういう訳のわからない記述になっているのだ。

西洋医学に老年医学が出来たのは20世紀も後半のことで，それまでは歳を取って衰えるのは仕方がないと放置されてきた。それが今ではフレイルという概念，老年期症候群という概念が生まれ，人は加齢とともにフレイルになり，やがて老年期症候群となって亡くなっていくと考えられるようになった。一方，中国伝統医学では，紀元前に書き始められたとする『黄帝内経（こうていだいけい）』に人が歳を取るとどうなるかという議論がある。そこでは加齢とともに

- 顔はやつれ，歯が抜け，髪も抜ける
- 耳目が遠くなる
- 免疫低下
- 健忘，易怒，不眠多夢，昼夜逆転。甚だしければ認知症
- 味覚変化，食欲不振，少食，便秘

・腰，膝などの痛み痺れ，四肢心熱，あるいは冷え。甚だしければ脊柱弯曲，振戦，歩行不正，姿勢保持困難
・陰萎

などが生ずると書かれている。これが中医学におけるフレイルだ。国立長寿医療研究センターの定義よりずっと包括的である。そしてこうした状態に使う基本的な薬が，八味地黄丸なのだ。

ところが，である。こういう考えが生まれ，八味地黄丸が作られたときの人の平均寿命は50に達していなかった。日本で平均寿命が50を超えたのは，やっと高度経済成長が始まってからである。だから漱石の小説に「50の老人」という記述が出てくるし，サザエさんのお父さんの波平さんは54だ。波平さん54なんですよ。それで当時の定年は55で，その歳から年金が出たわけだ。58歳の自分と比べると，いやはや，なんとも言う言葉がない。話が逸れた。でまあ，人生50年と仮定して冒頭にあげた八味地黄丸の適応症を見ると，だいたい50代から60代に始まる症候，症状であることがわかる。つまり八味地黄丸はフレイルの薬だといっても，じつは一番奏効するのは50代，60代なのだ。今の年寄りは元気だから，70代でも適応はあるが，80代になるとちょっと怪しい。

要するに八味地黄丸は，50の坂を越えて，「俺も歳を取ったなあ」という人に使うとよいのである。漢方メーカーの手帳の効能効果にこだわる必要はない。あんなのエビデンスないんだから。患者さんが「最近歳の衰えが」と言ったら八味地黄丸だ。と思っていたら先日外来で，「最近私も歳を取りまして」という女性がいた。「今お幾つですか」と聞いたら「90です」。参りましたと言うほかない。こういう時代の高齢者の漢方には，新しくそれにふさわしい薬を作ってきちんと治験してやるべきだ。

フレイルと人参養栄湯

さて先ほど，「frailty」と「kampo」で英論文が27本出てきたと書いた。しかしこれらをざっと見ていくと，どうも総論が多い。原著論文として書かれているものはほとんど人参養栄湯（にんじんようえいとう）だけだ。１本だけ高山真先生らが書いたガイドラインというのがある。ガイドラインが書けるほどエビデンスが蓄積しているのかしら

という疑問がわくが，これも一応目を通しておこう。

最初に，「そもそも人参養栄湯とは」について解説しておく。この薬は，そんなに理解しにくい薬ではない。ただ構成について順を追って説明しないといけない。そこに気とか血(けつ)とか「中医学用語」が出てくるのだが，これは漢方・中医学の本である以上仕方がない。

人参養栄湯のもともとの骨格は四君子湯(しくんしとう)（人参，白朮〈蒼朮も可〉，茯苓，甘草，生姜，大棗）と四物湯(しもつとう)（当帰，芍薬，川芎，地黄）である。四君子湯は気を補う補気剤の基本処方で，四物湯は血を補う。「気」ってなんかとっつきにくいなあと思っているそこの貴方は正常な感覚をお持ちです。だいたいサプリメントやら補完代替医療やらでこの「気」を持ち出すところはうさんくさい。「氣」なんて書いてあるのはもっと怪しい。

しかし一方で皆さんは日常的に気という言葉をよく使っている。電気，空気，天気，元気などなど。「今日は元気出ないなあ」と言って「元気なんて非科学的なことを言うな！」という人はいないだろう。これら日常的に使われる気にはある共通の属性がある。「働きがあって姿形がない」のだ。英語で言えば Having function but no form だ。そしてこれこそが「気の定義」である。働きがあって姿形が見えないものは気なのである。しかし医学では空気や電気ではなく，生体の気を扱う。生体の気は energy と signaling だと解していただければよい。生体エネルギーと，それを介して行われる情報伝達が生体の気である。四君子湯はその気を補う「補気剤」の基本骨格なのだが，ここで補う「気」はまさか電気や空気ではないから，俗に言えば「元気」が一番近い……元気という言葉の定義からいうとこの説明は間違いなのだが，ここでは俗語としての「元気」を補うと理解して欲しい。「今日元気ないなあ，食欲ないなあ」と思ったら四君子湯を飲めばよいのだ。本当はここでさらに四君子湯の構成生薬を一つひとつ説明していかなければいけないのだが，さすがにいきなり初っ端からそんな酷なことはやらない。「四君子湯は補気薬である」という理解でよい。

これに対し四物湯は「補血薬(ほけつやく)」である。血(けつ)とは「体内を流れる赤い液体で，栄養を体中に運んだり体温を保つために気を全身に運ぶ」とされる。血液と簡単に言えよ！　という突っ込みは漢方の側に責任はない。もともと漢方用語として「血」があり，江戸時代にオランダ医学が紹介されたとき bloed（ブルート）を漢方用語を借りて「血液」と訳したのだ。このように，日本が西洋医学を比較的容易に移入できた背景には，そもそも漢方の医学用語が存在したという事情がある。漢方の言葉に西洋医学の言葉を一つひとつ当てはめたのだ。そして四物湯はこの血を補う「補血薬」なのである。

この四君子湯と四物湯を併せると，八珍湯（はっちんとう）という処方になる。当然「気と血を両方補う薬，気血双補剤」である。これはエキスにはない。しかしこの八珍湯に黄耆，五味子，遠志，陳皮を加えると人参養栄湯になるのだ。気も血も八珍湯で補えるのになぜこれらの生薬を加えるのか？　黄耆（おうぎ）はそれ単独で補気薬なのだが，人参が主に消化吸収機能を補うのに対し黄耆は主として肺の気を補う。五味子（ごみし）は鎮咳去痰薬だ。遠志（おんじ）は精神安定剤（漢方では安神益智薬という），陳皮（ちんぴ）は「気を動かす生薬」つまり理気薬である。つまり人参養栄湯本来の用法は気血双補剤であって呼吸機能，消化器機能両方を補い，かつ精神安定効果がある，ということになる。先ほど説明したフレイルの定義からすると，確かに効きそうではある。

5　高齢者医療における漢方のエビデンス

ではエビデンスを見ていこう。Sakisaka N らは人参養栄湯をフレイルの患者に用いて，左右の握力の改善と muscle quality score の改善を報告している(1)。Hirai K らはフレイルな慢性閉塞性肺疾患（COPD）の患者に人参養栄湯を用いた RCT を行って Simplified Nutritional Appetite Questionnaire（SNAQ），Hospital Anxiety and Depression Scale（HADS）-Anxiety score，COPD Assessment Test（CAT）score などの改善を報告している。要するに COPD 患者の栄養状態および QOL の向上と精神安定効果があったというのだ(2)。

それから？　と言われると，えーと，それだけ。一例報告で人参養栄湯が COPD の QOL を良くしたというのはあるが，RCT をやっているのは上記だけだ。英論文が 27 本出てきたと書いたが，他は総論ばかりで，知ったかぶりをしているだけで原著ではない。やはり日本漢方のエビデンスは今でも乏しい。こういう状況で高山真先生はいったいどんなガイドラインを作ったのだろうと気になるので，次に彼の論文(3)を見てみよう。

彼は PubMed のような英論文ソースに加え，医中誌（医学中央雑誌）のような日本語論文ソースも検索し，さらに漢方を取り上げた診療ガイドラインを調べた。医中誌の論文ではエビデンスの質が低すぎるので，彼が紹介する「漢方を取り上げた9本の診療ガイドラインをみる。その9本とは，老人性そう痒症のガイドライン，アレルギー性鼻炎のガイドライン，日本呼吸器学会の咳のガイドライン，GERDのガイドライン，functional dyspepsia（FD）のガイドライン，過敏性腸症候群のガイドライン，慢性便秘のガイドライン，過活動性膀胱のガイドライン，そして認知症のガイドラインである。このうちアレルギー性鼻炎とGERD，FDは特に高齢者に特化したものではないと考えられる。

老人性瘙痒症では牛車腎気丸と黄連解毒湯がH1 receptor antagonistに劣らぬ有効性を示したという。また当帰飲子も有効であったという[4]。

咳のガイドラインで挙げられているのは麦門冬湯だが，この方剤の実際の使い方は通常の用法用量通りではない。具体的には後に述べる[5]。

大黄甘草湯が便秘に効くというエビデンスがあるそうだが，この薬は大黄がたっぷり入っており，その大黄にはセンノサイドが大量に含まれているのだから，下剤として効くのは当たり前である。漢方に無知な人がエビデンスだけに頼るとこんなものをガイドラインに入れてしまうのだが，これはセンナを便秘のガイドラインに入れるようなもので，「わざわざ入れなくてもよい」。むしろ大黄甘草湯を下剤として使うときに必要な知識は，大黄の瀉下作用成分とセンナの瀉下作用成分は同じセンノサイドなので，慢性的に使用すると耐性がつくということだ。当然センナ由来製剤と大黄甘草湯を一緒に使っても意味はない。さらにセンナ製剤に耐性がついたからといって大黄甘草湯に変えても意味がないということを，臨床家としてはむしろ押さえておくべきであろう。

過活動性膀胱に牛車腎気丸のRCTがあるという[6]。しかし臨床的には，「へえ，ほんとかね」と言うぐらいの印象である。牛車腎気丸を煎じ薬で使ったらどうかわからないが，エキス剤で使ってもさっぱり効かない。私も患者に牛車腎気丸を処方することはあるし，そのとき過活動性膀胱の所見を参考にすることはあるが，単純に「過活動性膀胱には牛車腎気丸」というものではない。そういう使い方ではおそらく効果は期待できない。牛車腎気丸の本当の使い方は後に詳しく述べる。

高山らの論文にある漢方を用いたガイドラインにはもう一つ認知症があるが，これは次の第2章で詳しく取り上げるのでここでは割愛する。

第2章

認知症

POINT

- 世界で初めて認知症を正確に記述したのは
  アルツハイマー博士ではない！
- 加味温胆湯は認知機能を有意に改善する
- 抑肝散の BPSD，ADL の改善効果に着目せよ
- 加味帰脾湯は BPSD および望ましい感情表現を回復

世界で初めて認知症を正確に記述したのは アルツハイマー博士ではない！

認知症の漢方・中医学治療について最も強調したいこととして，中国伝統医学においては，西洋医学よりはるかに早くこの疾患について認識していたという事実がある。老年期認知症の研究が 20 世紀初頭のアルツハイマー博士の報告に始まるというのは，欧米医学における歴史に過ぎない。

中国では，認知症に対し「痴呆」という名称を現在も使用している。それには相応の由来があるからである。中国伝統医学の歴史上「痴呆」という言葉が最初に現れたのは，明代の医学書『景岳全書』である。これは張景岳が 1624 年に著した医学全集で，全 64 巻からなる大作だが，そこに「精神的ストレスが鬱積したり，想いが叶わなかったり，あまりに想い煩ったり，疑り深いことが過ぎたり，驚き恐れることが重なったりして，次第に痴呆となる。言語が意味をなさず，行動が異常となり，発汗異常などの自律神経症状を伴うこともあり，あるいは過度に物事を心配するなど，その症状は奇怪千万で，あらゆることが生じてくる」と

論じている。またさらに「認知判断が乱れ，情動は不安定となるが，身体的には比較的健康で，食欲低下などは来さない」「もし異常に驚いたり恐れたりして，意識の混濁や幻覚を生じた場合はすみやかにその正気を助けるため，七福飲や大補元煎を用いる」などと，いわゆるBPSD（認知症に伴う心理・行動学的症状）にまで言及している。かのアルツハイマー博士の症例報告（1906年）に先立つこと約280年である。

張景岳は病因論として後天説を採り，その既述するところは必ずしも老年期認知症のみに限定しているのではないかもしれない。だが19世紀，王清任の書物『医林改錯』（1830年）に至っては「小児において記憶障害を有するのは脳が未発達だからであり，老年期に生じるのは脳が空虚になったからである」「脳の機能が衰え，脳が縮小し，脳気虚が生じ（中略）高次機能が損なわれるばかりでなく，最後は死に至る」とあり，ほとんど現代の認知症理解に迫るものがある。筆者や他のいくつかのグループがさまざまな漢方薬・中成薬が認知症に有効であることを報告しているが，その背景にはこのような営々とした人類の病気との闘いの歴史があることを理解していただきたい。多くの先人の知恵に謙虚に耳を傾ければ，それだけ得るところがあるだろう。

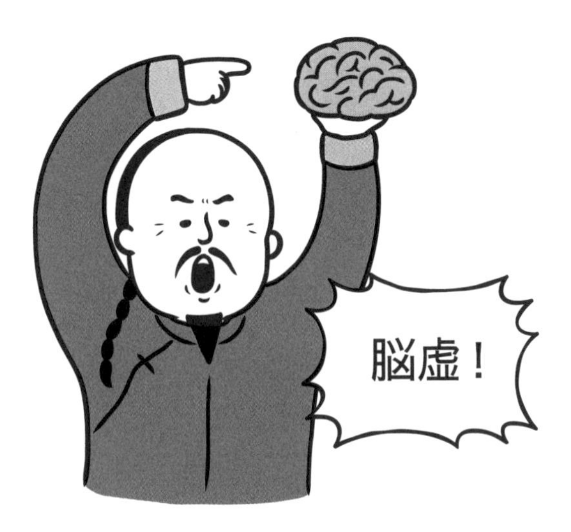

19世紀に現代の認知症理解に迫る定義を行った王清任

2 加味温胆湯は認知機能を有意に改善する

エビデンス

（1）中核症状

認知症の中核症状である，認知，判断，記憶を改善するというエビデンスをもつ漢方方剤として，最近，人参養栄湯と加味帰脾湯が脚光を浴びている。これについては後ほど触れる。

認知症に対する漢方薬の効果をエビデンスに基づいた方法で臨床的に検討した最初の論文は，1997 年に寺澤らが発表した釣藤散の脳血管性認知症に対する効果の検討であった [7]。だがこの論文では，釣藤散が脳血管性認知症の日常生活動作や情動を改善することは示し得たものの，認知機能については有意差を出すに至らなかった。

筆者らは加味温胆湯がアルツハイマー病患者における認知機能（MMSE）を有意に改善することを報告し（**図 2**）[8]，また現在，認知症の治療に広く用いられ

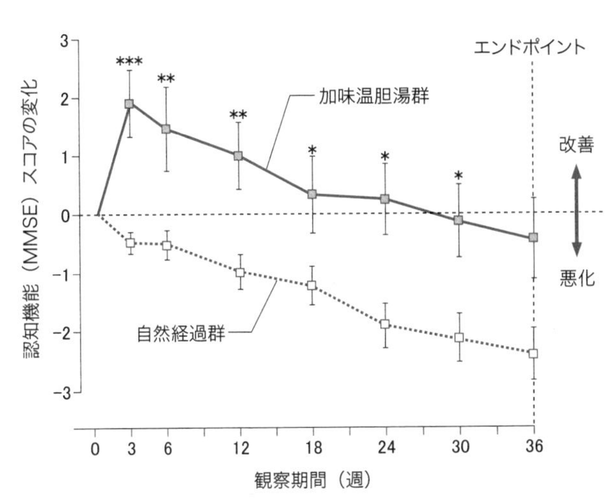

図 2　加味温胆湯のアルツハイマー病認知機能改善効果［文献（8）より］

ている治療薬ドネペジルと加味温胆湯が，認知機能改善に相乗効果を有することも報告した。加味温胆湯については構成生薬の遠志の成分が神経細胞においてcholine acetyltransferase，すなわちアセチルコリン合成酵素の産生を増加させることがすでに解明されている。加味温胆湯には医療用保健製剤のエキス製剤がなく，保健で出すなら煎じ薬で出すほかないが，遠志を含む医療用保健製剤としては他に人参養栄湯，加味帰脾湯が知られており，人参養栄湯に抗認知症効果があることがわが国から報告された[9]。また韓国は加味帰脾湯に注目しており，Mild cognitive impairment（MCI）を対象に加味帰脾湯の抗認知症効果の研究を行っている[10]。特に韓国の研究は，パイロットスタディとされてはいるがプラセボを用いたランダム化二重盲検試験である。

筆者らは八味地黄丸が脳卒中患者の脳血流を増加させ（**図3**）[11]，混合性認知症（Alzheimer disease with cerebrovascular change）の認知機能と日常生活動作を有意に改善することを二重盲検比較臨床研究で明らかにした（**図4，5**）[12]。現在，富山大学がこの追試を行っているという情報があり，その結果が俟たれる。

その他，方剤ではないが，釣藤散や後述する抑肝散の構成生薬である釣藤鈎という生薬にはアルツハイマー病の原因物質といわれる脳内アミロイドβの凝集を抑制し，認知症モデルマウスで認知機能を改善させる作用があり，同種の植物であるキャッツクローはアメリカで「認知症治療効果」についての特許が取られて

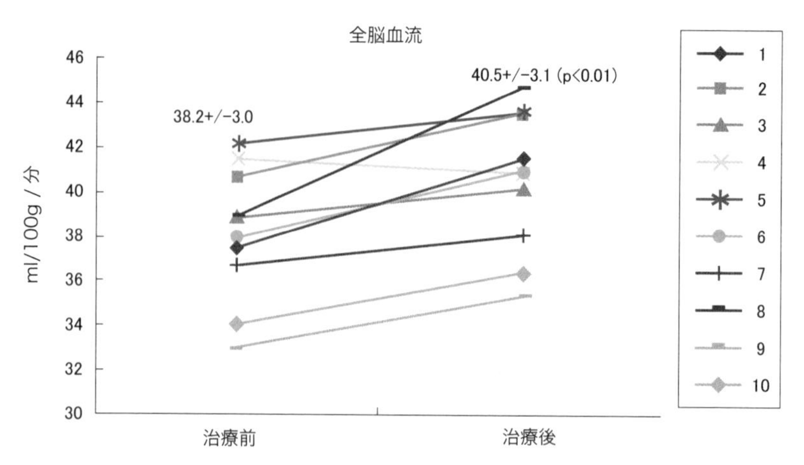

図3　八味地黄丸は脳卒中患者の脳血流を増加させる［文献(11)より］

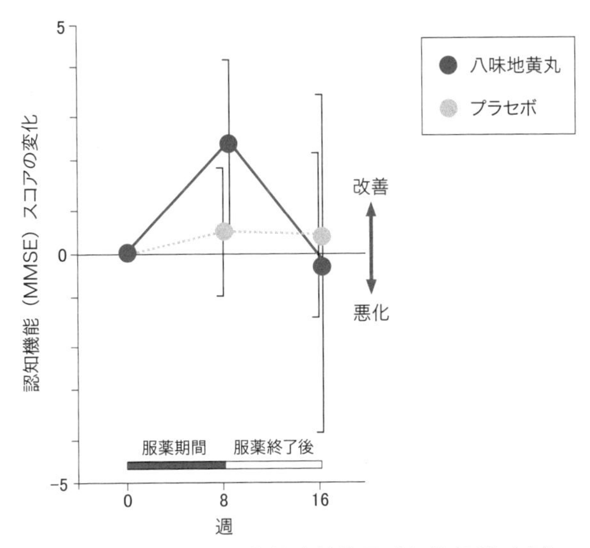

図４　八味地黄丸の認知機能改善効果［文献（12）より］

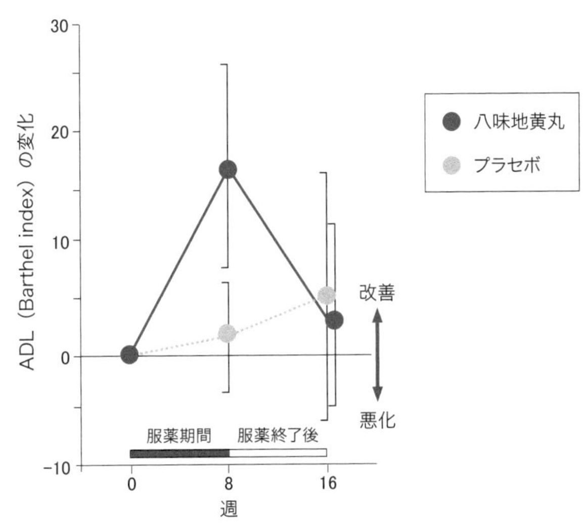

図５　八味地黄丸の ADL（Barthel index）改善効果［文献（12）より］

いる。一方，牡丹皮（ぼたんぴ）を服用させた Amyloid Precursor Protein transgenic mouse は認知機能が改善し，脳内における amyloid plaque の沈着が減少していることも確認した。これについての臨床的な検討は行われていないが，牡丹皮は先に挙げた八味地黄丸の構成生薬である。

（2）BPSD（Behavioral and Psychological Symptom of Dementia）

認知症には認知，機能，記憶などの中核症状に加え，さらに「心理行動学的症状」と呼ばれるものが出現する。これについては，抑肝散が圧倒的なエビデンスを誇っている。

認知症の心理・行動学的症状（Behavioral and Psychological Symptom of Dementia：BPSD）は認知症の中期に出現する，易怒，興奮，幻覚，妄想，徘徊，昼夜逆転，介護への抵抗，暴言，暴行などといった症状である。調査により，認知症の家族が負担を抱くのは，中核症状である認知，判断や記憶より，このBPSDによることがわかっている（**図6**）。私は先の八味地黄丸の研究をしたとき，我ながら画期的な結果を得たと喜んだのだが，介護の現場での反応は今ひとつで，それがどうしてなのか悩んだ挙げ句，BPSDを何とかしなければならないと思いついたのだった。

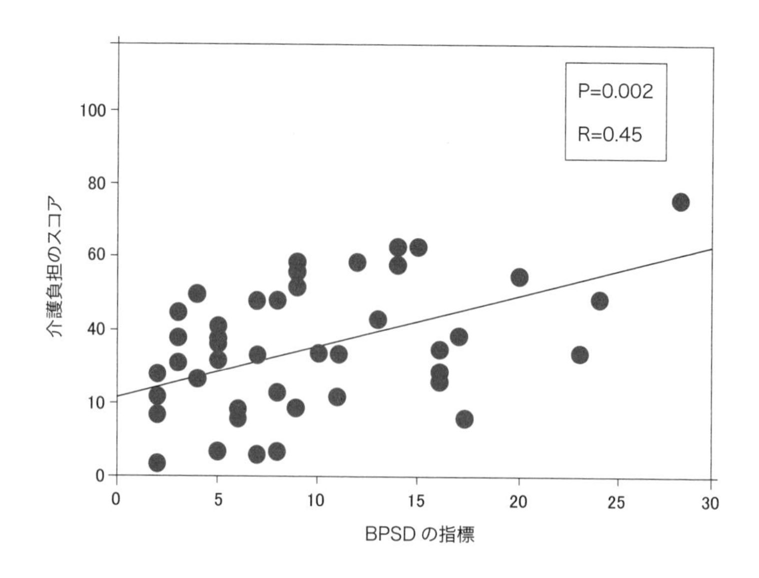

図6　認知症患者の問題行動・精神症状と介護負担感の増大
[Tanji et al. Gariatr. Gerontol. Int. 2004 より]

3 抑肝散のBPSD，ADLの改善効果に着目せよ

最初はまるで手探りだった。「認知症患者のせん妄の治療をしたい」と思ったのだが，調べてみたらそもそもせん妄とは認知症などの背景疾患を有さない場合に生じる病態を指す言葉だった，というレベルからの出発であった。認知症患者のいろいろな精神症状をBPSDと言うのだと，そのときはじめて知った。どの方剤を対象にして研究しようか，というのが問題となった。黄連解毒湯（おうれんげどくとう）なら良い結果を出せるのはわかっていた。私は認知症が進んだ高齢者で暴言暴力をふるい家族が困っているケースにこれを出しておとなしくさせたことが何度もあった。だが，そのうちの一人はこれを飲んでいる間に，確かにおとなしくはなったが，次第に元気がなくなり，ついには物も食べなくなり，寝たきりになってしまった。私がこの問題に取り組み始めた2003年頃，BPSDのひどい年寄りにハロペリドールを注射するのが当たり前のように行われていたが，黄連解毒湯はいわば漢方のハロペリドールだ。

(脱線。ある病院のプラクティスでは今も認知症の高齢者が入院すると「不穏時セレネース」という臨時指示が当たり前のように行われていた。誤嚥は起こすしふらつき転倒は起こすのに，である)。

もっと別の，高齢者の元気は保ったまま，問題行動だけを抑えてくれる薬はないものか。そう思った私が思いついたのが抑肝散だった。抑肝散は中国の明代に薛鎧（せつがい）がつくった処方で，子どもの精神症状に対応するための薬である。薛鎧は古今の医学に通暁していたが，とりわけ小児科が得意だった。その遺稿を息子の薛己（せつき）がまとめた『保嬰撮要（ほえいさつよう）』にこの方剤が記されている。それによれば，「肝経の虚熱発搐，あるいは痰熱咬牙，あるいは驚悸寒熱，あるいは木乗土して，嘔吐痰涎，腹脹少食，睡臥不安を治す」とある。

出た！　さあ中医学用語だ。肝経とは何か？　虚熱とは何だ？　木乗土とは何のことだ？　だがこの文章は，こう言っているのだ。

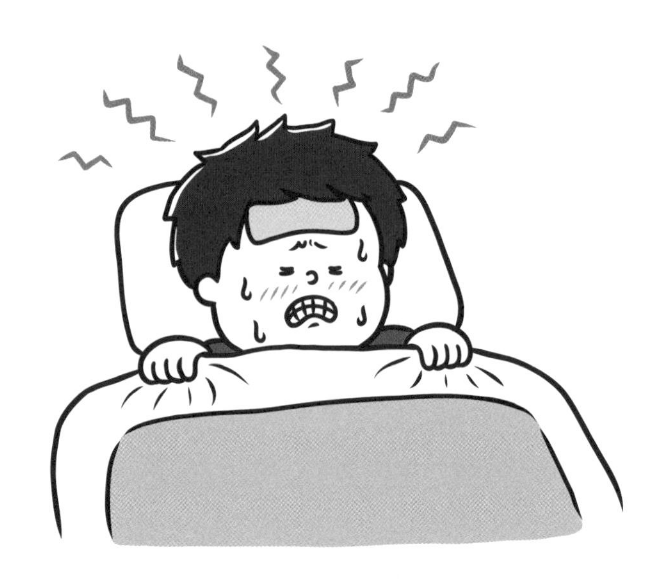

「体力が虚弱な子どもにストレスが掛かって，イライラして引きつけを起こしたり，熱が出て歯ぎしりしたり，ビクビクして動悸がして，しょっちゅう熱を出したり，あるいはストレスが胃腸に影響して吐いて涎をたらし，腹が張ってご飯が食べられず，不安で寝付かれないものを治す」。

町中で開業している先生なら，ああ，こういう子どもいるなあ，と思うでしょう？　私は小児科が苦手だけど，子どもを多く診ている先生ならこういう患者は珍しくないはずだ。ちなみに，少し詳しく知りたい読者のために言うと，肝経とは情動と自律神経の中枢であり，虚熱とは気力体力が衰えた人がしょっちゅう熱を出すことであり，木乗土（もくじょうど）とはストレスが自律神経を乱して消化器症状を引き起こすことである。木が情動と自律神経，土が消化器系で，情動と自律神経が消化吸収機能に「乗り上げる」という意味だ。

だいたい，老人は子どもに返るといわれる。よし，これで行こうと思った。試しに何人か出すと，なかなか手応えがよい。文献を調べると，すでに何人か出してみた，という case series を報告している人がいた。これなら大丈夫，と思った。そこでアルバイト先の老人病院で，病棟の看護師に「あんたたちの手に余る患者を紹介してくれ」と頼んだら52名が集まった。それでランダム化比較試験をした結果が**図7，8**である[13]。

図７はBPSDの指標であるNeuropsychiatry Index（NPI）だ。抑肝散使用群では４週間で約半分になったことがわかる。一方，**図８**は日常生活動作（ADL）の指標，Barthel indexだ。使用後は，むしろ改善していることがわかる。これは驚きだった。他の抗精神病薬では，錐体外路症状などの出現で，ADLは低下する。まあ，「有意に低下しなかった」とするものもあるが，「改善した」というのはない。BPSDを薬で押さえ込むとADLは悪くなるというのが常識だったから，ADLが「改善した」のはびっくりした。その後，抑肝散のBPSDに対する効果を検証するラン

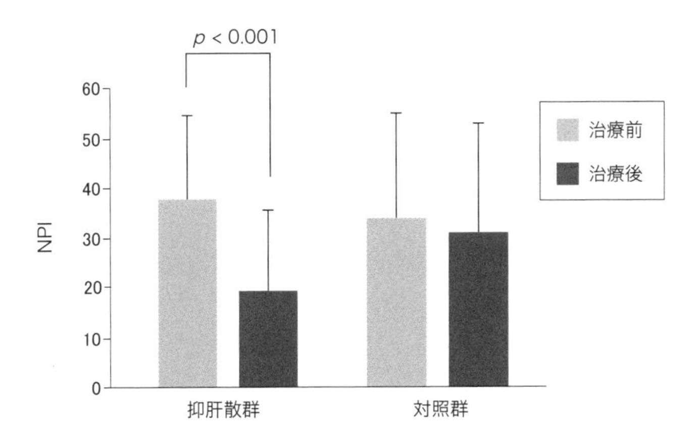

図７　抑肝散のBPSD改善効果［文献(13)より］

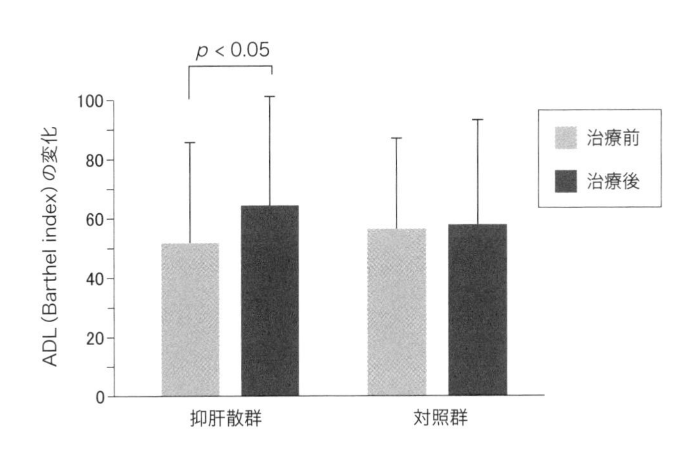

図８　抑肝散のADL改善効果［文献(13)より］

ダム化比較試験がさらに5本行われ，プラセボを使用した二重盲験比較試験も行われた[14]。二重盲験比較試験では両群に有意差がつかなかったが，この研究はアルツハイマー病に限定して行われ，BPSDの指標はNPIではなく，また観察期間も8週間とBPSDの判定には不適切なほど長かった。その治験も含めたすべてのランダム化比較試験の結果がメタアナリシスに掛けられ，抑肝散はやはり有意にBPSDを改善するという結果が出た[15]。

 加味帰脾湯はBPSDおよび望ましい感情表現を回復

最近われわれは，加味帰脾湯がBPSDに有効なだけでなく，認知症患者さんの人間らしい感情を回復させるという報告をした。きっかけは私が久しぶりに老年科の恩師である佐々木英忠名誉教授に呼びつけられたことだ。なんのお叱りだろうと思って行ってみたらあに図らんや，新しい研究の相談だった。

「君の研究の通りBPSDに抑肝散は確かに良い。だが，認知症のBPSDをおとなしくさせるだけでは，認知症のお年寄りはぼんやりと毎日寝ているだけで，介護にも張りあいがない。最近われわれ（つまり佐々木先生ら）は認知症患者の望ましい感情表現，例えば『挨拶を返すことができる』『表情がある（無表情でない)』『物事に関心を示す（無関心でない)』など10項目からなる歓喜的情動指数(Delightful Emotional Index：DEI）というものを作って，ダンサーによるパフォーマンスがDEIを改善することを明らかにした」のだという。それで佐々木先生が言われるには，「漢方でもそういうBPSDを改善して望ましい感情表現も回復させるような薬はないかね（佐々木先生流に言えば「ねべが」)」と言われるのだ。いろいろ思案したが，やはり私の経験上そういう可能性があるのは加味帰脾湯だろうという結論になった。

佐々木先生は「んだが！　ではさっそくRCTやるべ！」と意気込まれたのだが，私には不安があった。臨床研究法では加味帰脾湯を飲ませるという介入を伴う前向き研究は「特定臨床研究」とされ，研究保険などにも加入しなければならず膨大な費用が掛かる。到底何人かの医者が手弁当でできるものではない。どうにかならないかと厚労省の説明を調べると，意外なことが書いてあった。

既知の効能を確認する研究は特定臨床研究ではないというのだ。加味帰脾湯に

は「不安」という適応症がある。もともとBPSDには認知症患者の不安が大きく関与しているという報告は数多い。認知症というのは当たり前の日常が日々消え去ってしまうので，知らない国の知らない街角に立っているようなもので，患者は非常に不安なのだ。これがBPSDという精神不穏を起こすというのはほぼ定説になっている。つまりBPSDというのは「認知症患者における不安の表現」と解釈できるのだ。

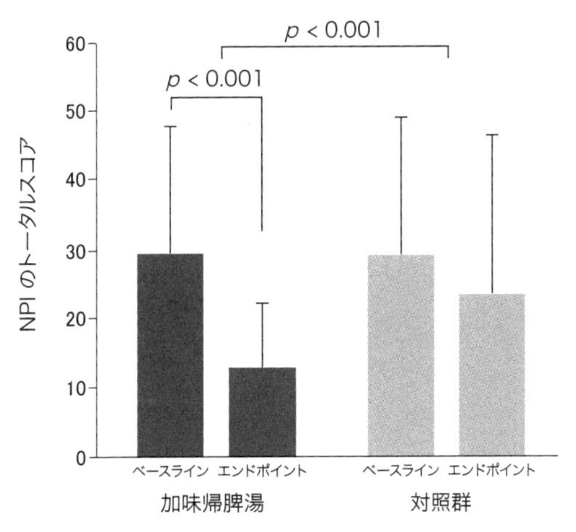

図9　加味帰脾湯のNPI改善効果［文献（16）より］

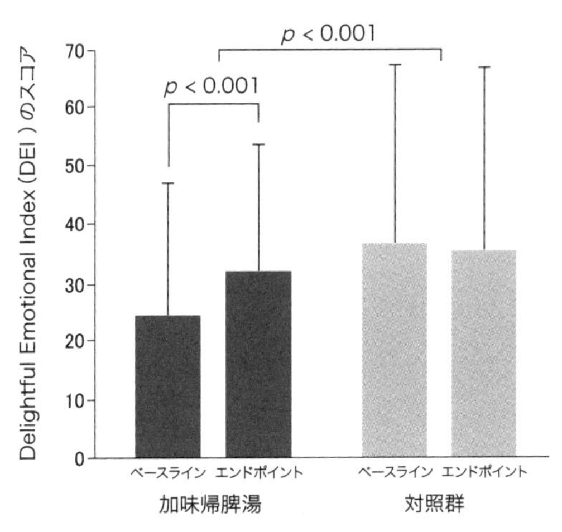

図10　加味帰脾湯のDEI改善効果［文献（16）より］

よし，それなら不安を既知の適応症としてもつ加味帰脾湯を，BPSD を対象にして臨床研究をしても特定臨床研究には当たるまいという結論に達した。そこで行われたのが加味帰脾湯の BPSD および望ましい感情表現回復に対する効果の研究である。**図 9** は BPSD の指標である NPI の変化，**図 10** は望ましい感情表現を示す Delightful Emotional Index（DEI）の変化だ。図を見れば一目瞭然だが，加味帰脾湯は抑肝散とほぼ同等に BPSD を回復させ，一方で挨拶をするとか，感謝する，表情がある，物事に無関心でない，などといった「人間らしい感情」を有意に回復させている(16)。

方剤解説

以上が認知症に関する方剤のエビデンスだが，先に述べたとおり，漢方方剤一つひとつにはもともと定められた用法があり，それを理解して使わないと誤治となる。そこで，ここからは上記に挙げた方剤について，漢方薬としての解説をする。なお本書の方剤解説は，基本的に『中医臨床のための方剤学』（神戸中医学研究会編著，医歯薬出版 1992 年度版）に基づく。この書は中医臨床を本格的に勉強するには必須の名著で，その後改訂もされているが，私はずっとこの 1992 年度版を座右に置いて診療してきたので，この版を用いる。また各方剤の構成生薬については，出典やメーカーごとに量が異なるので，ここでは名前だけを記す。

●**八味地黄丸**（熟地黄，山薬，山茱萸，沢瀉，茯苓，牡丹皮，桂枝，炮附子）
●主治：腎陽虚

八味地黄丸は，腎の陽気を補い身体を温める薬である。はい，何のことかわかりませんね。人が誕生し，生長発達，発育する。非常に不思議な現象だ。精密なことはわからなくとも，そのために何らかの特別な仕組みがあるに違いない。だからこれを「腎」と呼ぼう，と昔の人は考えたのである。もっとも，腎の機能には西洋医学の腎臓の働き，つまり尿の産生も含まれてはいる。今の「泌尿器」全般を指すと考えてもよいし，もっと積極的には，遺伝子発現の仕組みそのものといってもよい。私は腎とは gene であると言っている。

老化すると，これが衰えるのが腎虚。腎虚に伴って体温保持機能が失われ，身体が冷えてくるのが腎陽虚。腎陽虚の具体的な症状は，腰や膝がだるく無力，腰痛，

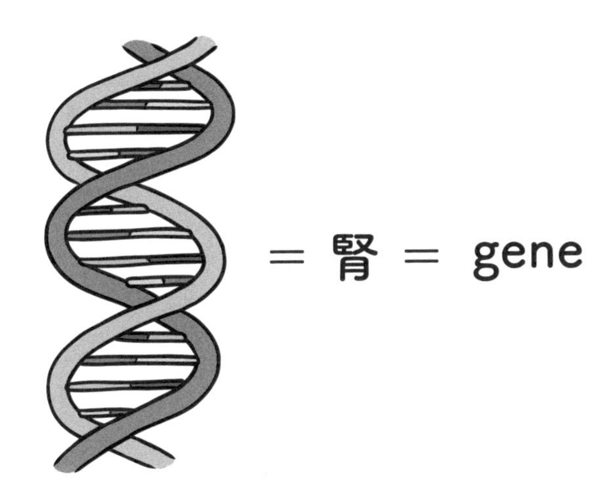

下半身の冷えや浮腫，尿量減少あるいは頻尿，排尿困難，尿漏れなどだ。高齢者に特有な症状が並んでいる。八味地黄丸は，この腎陽虚の代表的な治療薬なのである。

腎虚は全部腎陽虚ではない。逆に身体が干涸らびて，カサカサになって火照る場合もある。これは腎陰虚といい，六味丸を用いる。高齢者の認知症には何でも八味地黄丸を用いればよいというものではない。

処方例	ツムラ八味地黄丸５ｇ，ないしウチダ八味地黄丸 40 丸　朝夕食後

● （補足）**牛車腎気丸**

牛車腎気丸は八味地黄丸に車前子（しゃぜんし），牛膝（ごしつ）という２つの生薬を加えたものである。基本は八味地黄丸と同じ温補腎陽の薬であるが，車前子が加わっているので高齢者の尿の出渋り，切迫性頻尿などへの効果が加わる。牛膝は下半身の関節痛への配慮である。ただ，日本の牛車腎気丸はいかにも生薬の量が少ない。これではなかなか本来期待されるような作用は出にくい。といって保険の縛りもあるので，下記のような使い方をする。

・過敏性膀胱，切迫性頻尿の人

　牛車腎気丸朝夕２包ずつ，清心蓮子飲（せいしんれんしいん）朝夕２包ずつ

・腰膝足の関節痛で悩む人

牛車腎気丸朝夕２包ずつ，桂枝加朮附湯朝夕２包ずつ。

あるいは牛車腎気丸朝夕２包ずつ，疎経活血湯朝夕２包ずつ。

疎経活血湯は血瘀が伴うときに使うのだが，血瘀がどのようなものかは中医学道場の「気血水弁証」をご覧いただきたい。

●**加味温胆湯**（半夏，竹茹，枳実，人参，生姜，大棗，甘草，遠志，酸棗仁，玄参，地黄）

●主治：肝脾不和，痰熱

ストレスにより消化吸収機能に異常が生じ，吐き気，嘔吐，胸苦しさなどを生じる。またストレス自体による精神症状として，驚きやすい，物事にビクビクする，悪夢を見る，幻覚などが起こる。認知症では，比較的レビー小体病の症状に似ている。保険で出すには煎じ薬しかないが，各社からOTCとしてエキス剤が出ている。

●**人参養栄湯**（人参，白朮，茯苓，熟地黄，当帰，芍薬，炙甘草，生姜，大棗，黄耆，桂皮，遠志，五味子，陳皮）

●主治：気血両虚で，心腎不寧，肺気不降を伴うもの

人参養栄湯についてはすでに説明した。気血をともに補う薬だが，黄耆，五味子が入っているので慢性の肺疾患によい。COPDの体重減少，栄養不良などに用いる。

処方例	ツムラ人参養栄湯５ｇ　朝夕食後

●**抑肝散**（柴胡，甘草，当帰，白朮〈蒼朮〉，茯苓，釣藤鈎）

●主治：肝鬱化風

抑肝散の中医学的な効能効果については既述したが，肝鬱化風とは，情動が乱れ自律神経が失調して，痙攣，歯ぎしり，イライラ，不眠などを生じることをいう。

だから，抑肝散は主にBPSDでも興奮，易怒，不眠，不穏，幻覚などの陽性症状に有効であり，元気がない，抑うつ，悲哀，食欲不振などの陰性症状にはかえって良くない。BPSDなら何でも抑肝散，というのは大きな間違いで，陰性症状なら上記の人参養栄湯がよい。陽性症状を呈するが食欲がない，拒食がある，という人には抑肝散加陳皮半夏を用いる。

処方例	ツムラ抑肝散５ｇ　朝夕食後， 症状が夜間にのみ見られるならばツムラ抑肝散５ｇ　昼夕食後。 軽ければツムラ抑肝散 2.5ｇ　眠前。

ところで，抑肝散にロゼレムを併用すると良いという人もいる。「～を使うといいよ」という「治療上のヒント」は漢方では口訣（くけつ）と言い，経験に基づくもので科学的根拠はない。だが抑肝散はもともと子どもの治療に使うが「母子同服」させることになっている。これも一種の口訣であり，認知症でこれを転用した「介護者同服」は本当に有効だ。だいたい認知症の高齢者のBPSDがひどいときは，介護者も精神不安定になり，双方が悪循環を起こしていることが多い。特に在宅医療ではそうだ。そこで抑肝散を介護者にも飲んでもらうと，双方心が落ち着いてゆったりできる。

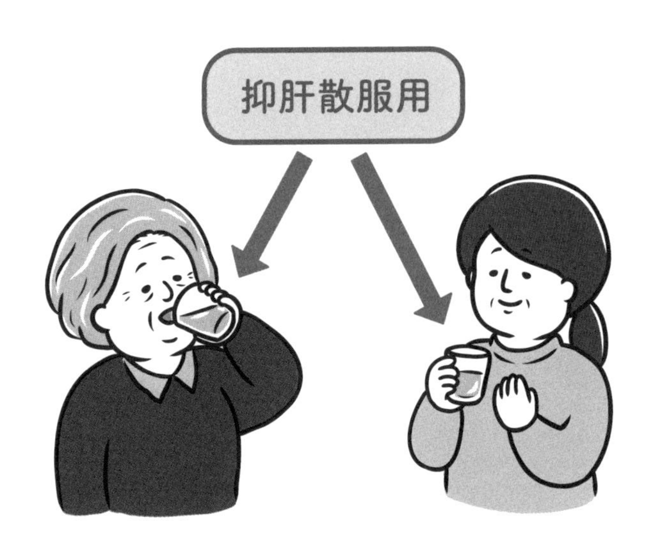

症例1　**100歳，女性。**

認知症が進み，夜間徘徊・興奮・異食などあり，家族が疲れ果てている。抑肝散を睡眠前1回処方したところ，夜間は良眠するようになった。薬が効いて本人が落ち着いたと思ったら，じつは本人は落ち着いたのち薬を飲まなくなり，それを介護者が飲んでいたことが後から判明した。勝手にそういうことをされても困るのだが，結果オーライだった一例。

症例2　**91歳，女性。**

施設に入所しているが，「歩こうとする」ことが問題行動とみなされ（実際は自立歩行が不能で転倒の恐れがある），セレネースが出ていた。まずセロクエルに，次に抑肝散に変更し，歩き出そうとするときは本人が納得するまで職員が付き添うことにして，次第に行動は落ち着いた。

●**加味帰脾湯**（白朮〈ツムラは蒼朮を使用〉，茯苓，黄耆，竜眼肉，酸棗仁，人参，木香，炙甘草，当帰，遠志，柴胡，山梔子）

●効能：益気補血，健脾養心，清熱解鬱

加味帰脾湯の構成生薬のうち柴胡，山梔子を除いたものを帰脾湯といい，それに柴胡と山梔子を加えたのが加味帰脾湯だ。

動悸，健忘，不眠，不安，発熱，食欲不振，倦怠感，顔色不良でイライラ，のぼせを伴うもの。BPSDに用いるときの保険病名は「不安」である。

BPSDに用いるときの処方例	ツムラ加味帰脾湯1回2包（小柄な人は1包）朝夕食後

中医学道場—❶　気血津液弁証

中医学では体内を気，血（けつ），津液（しんえき）（水（すい）とも）の3種が循環しているとする。このうち，最も大事なのは気であり，これが生命の本質である。気の定義は，「作用があって形態がないもの」であることはすでに述べた。この気という言葉は，じつは日常生活で頻繁に用いられる。例えば，「空気」「電気」「天気」等々。すべて何らかの作用があるけれども色形がないものである。それらを総称して「気」と呼ぶ。そのうち生体の気は英語にすると基本的には energy なのだが，energy をもとにして行われる signaling，すなわち情報伝達をも気と呼ぶ。すべてのものは気が集まって成り立っているというのは，アインシュタインの $e=mc^2$ と同じ意味である。体内の energy が低下した状態を気虚という。Signaling が停滞した状態が気滞であり，混乱した状態は気逆である。抑肝散は気逆に関係する方剤だ。

血は，体内を流れる赤い液体である。中医学では血液という物質そのものよりも，その作用を重視する。栄養物や老廃物を運び，身体を温める。重要なのは，気は血に宿り，血は気によって流れる，ということだ。エネルギーである気は物質を離れて存在しているのではない。必ず物質に内在している。気を全身に運ぶものが血という物質である。が，一方，物質である血は，気が内在してこそ流れるのである。死んだ人間の血液は流れない。気が失せたからだ。つまり繰り返しになるが，エネルギーと物質は等価である。血の作用が低下することを血虚，血の循環が滞り，乱れることを血瘀という。

津液は体液そのものであり，体中を流れるものを津，関節腔液のように一定の場所にあるものを液と呼ぶ。日本漢方ではこの津液と水という概念がほぼ同一のものとして扱われているが，中医学で水といった場合は，病的産物としての液体をいい，生理的体

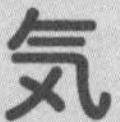

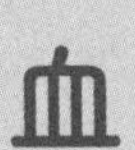

液成分である津液とは区別する。津液は，気によって全身を巡る。エネルギーなくして液体が動くことはあり得ない。津液が足りなくなって乾いた状態を陰虚（なぜ液虚とか水虚と呼ばないのかは後に「八綱弁証」で説明する），津液の巡りが悪い状態を痰飲とか水滞などと呼ぶ（痰と飲と水滞がどう違うか，などという議論は趣味の領域に属する）。

第3章

便秘

POINT

- 腸管の粘液分泌が減少する高齢者の便秘には麻子仁丸を使え！
- 腸管ガスが多いときは大建中湯と併用する
- 腹痛で腹を触れようとすると痛がって触れさせないのは大建中湯を用いる際の目安

高齢者の便秘には麻子仁丸を使え！

便秘は高齢者に頻発する日常症状である。先に紹介したとおり，慢性便秘のガイドラインには大黄甘草湯が推奨されている。大黄はセンナと同じセンノサイドを含んでおり，大黄末などは西洋医学でも使われており，瀉下作用があるのは当然だ。しかしこれも前述したが，大黄だけに頼る下剤は必ず耐性がつく。

高齢者の便秘にお勧めしたい漢方方剤といえば，何といっても麻子仁丸（ましにんがん）である。麻子仁丸には，下記に示すとおり極めてよくデザインされた二重盲験ランダム化比較試験があり，それだけでも世界的に珍しい下剤といえるが，それ以上に体力が虚弱な高齢者においては，非常に強く推奨できる下剤である。一方，下剤だけでは片付かない便秘もある。脳卒中後のADLが非常に低下した高齢者の便秘だ。これについては大建中湯のランダム化比較試験が行われている。

エビデンス

（1）麻子仁丸

2011年，香港バプティスト大学のCheng Chung-Wahらは，麻子仁丸の極めてよくデザインされた二重盲験比較試験の結果をThe American journal of gastroenterologyに発表した[17]。この研究は2段階からなる。まず彼らは96人の機能性便秘（定義はROMAⅢ分類による）を3群に分け，麻子仁丸1日2.5g，5g，7.5gをそれぞれ8週間服用させた。Complete spontaneous bowel movement（CSBM）という便秘の国際的な指標を用いて比較したところ，7.5g服用群が最も反応が良かった。そこで次に彼らは，120人の機能性便秘の患者をランダムに2群に分け，麻子仁丸7.5gとプラセボをそれぞれ8週間投与し，CSBMで便秘の改善を評価するとともに有害事象なども観察した。その結果，麻子仁丸投与群では改善が43%に達し，プラセボ群の8.3%をはるかに上回った。深刻な有害事象は観察されなかった。追跡率は両群ともに70%台だった。この研究は，現在要求される臨床研究の条件を完全に満たした，極めてQuality of Evidenceの高いものといえる。さらに近年，Meta-analysisも行われ，そこでも麻子仁丸の瀉下効果は確認された[18]。

（2）大建中湯

東北大学の沼田および筆者らの報告によれば，大建中湯は脳卒中後遺症としての便秘を改善した[19]。対象は20代から90代までの脳卒中の既往があり，かつROMA Ⅲ分類で機能性便秘と診断される患者34名である。対象者は大建中湯投与群と通常治療群にランダムに分けられた。投与観察期間は4週間で，全例が最後まで追跡された。投与期間の前後で，the constipation scoring system（CSS）と腹部レントゲンから計算された腸管ガス量（GVS）が比較され，大建中湯服用群は通常治療群に比べて有意な改善効果を得た。**図11**はCSS，**図12**はGVSの変化を表している。いずれも大建中湯投与で有意に改善していることがわかる。

一般臨床で広く用いられている大建中湯だが，2015年になって，ようやく腹部術後早期の腸管蠕動機能改善に関する二重盲検ランダム化比較試験のデータが報告された[20]。作用機序として，東北大学の高山らにより上腸間膜動脈の血流増加作用が報告されている。

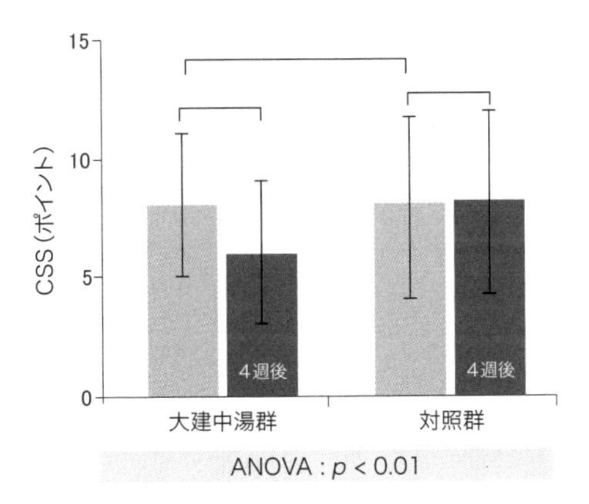

図 11　大建中湯の脳卒中後遺症としての便秘（CSS）の改善効果［文献（19）より］

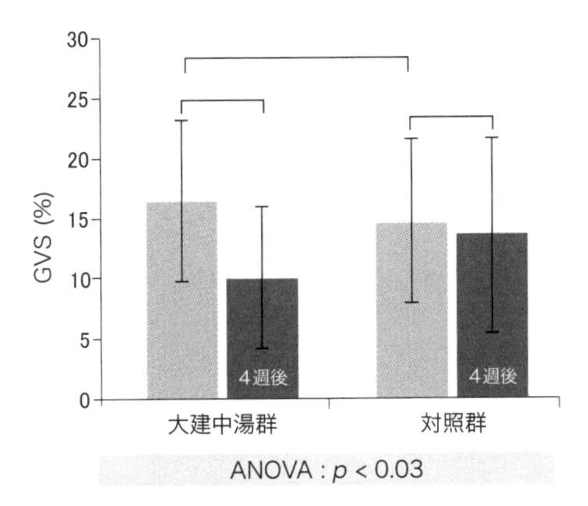

図 12　大建中湯の脳卒中後遺症としての便秘（GVS）の改善効果［文献（19）より］

方剤解説

●**麻子仁丸**（麻子仁，芍薬，枳実，大黄，厚朴，杏仁，蜂蜜）

●主治：脾胃燥熱，脾約便秘

腸管粘膜から出る分泌液が減少し，腸管が乾燥した結果，便も乾燥し，便秘となるものによい。本来は胃腸炎で炎症のために便秘となったものが適応だったが（『傷寒論』），高齢者では腸管の粘液分泌が減少するため，便が乾燥しやすく，こうした病態がこの方剤のよい適応となる。中医学的には，さらに乾燥症状が強い高齢者の便秘には，潤腸湯（じゅんちょうとう）がより適するが，一般診療では即効性も求められる。そこそこさっと効いて，かつセンナや大黄末のような耐性が付きにくく，高齢者の体力を奪わない，それが麻子仁丸なのだ。麻子仁丸は瀉下作用をもつ大黄を含む方剤だが，１包あたりの大黄の量はメーカーによって多少違いはあるものの，おおむね１ｇ程度である。製造過程で煎じていることを考慮すると，そこに含まれるセンノサイドの量は一般に用いられる大黄末１ｇよりさらに少ない。それでも効果があるのは麻子仁（麻の種），枳実（橙の実）など他の生薬が腸管蠕動を刺激し，油性成分で便を滑りやすくして排便を助けるからである。大黄の量を減らし他の生薬の薬効を加えることにより，自然で痛みのない排便を得ることができる。麻子仁丸を用いる１つの目安は，下剤を使わないと便が兎糞状になるかどうかである。腸管ガスが多いときは大建中湯と併用する。

処方例	ツムラのエキスでは1包が2.5gだが，フレイルな高齢者ではまず眠前1包から試してみるとよい。不足なら2包。一度に2包飲めなければ朝晩1包ずつ。それ以上は必要ない。

●大建中湯（山椒〈本来は蜀椒〉，乾姜，人参，膠飴）

●主治：中焦陽虚，陰寒上逆

大建中湯の本来の使用法は，原典である『金匱要略（きんきようりゃく）』の記述をそのまま紹介するのが最もわかりやすい。

「胸が大いに冷えて痛み，嘔吐して飲食できない。腹の中も冷え，腸が内側からつき上がって外からもその上下するのが見える。腹痛が激しく人に触れさせないものは，大建中湯で治療する」。

この記載がイレウスにきわめて近似しているところから，従来，腹部術後のイレウス予防に広く用いられている。腹痛で腹を触れようとすると痛がって触れさせない，というのは大建中湯を用いる際に１つの目安になる。

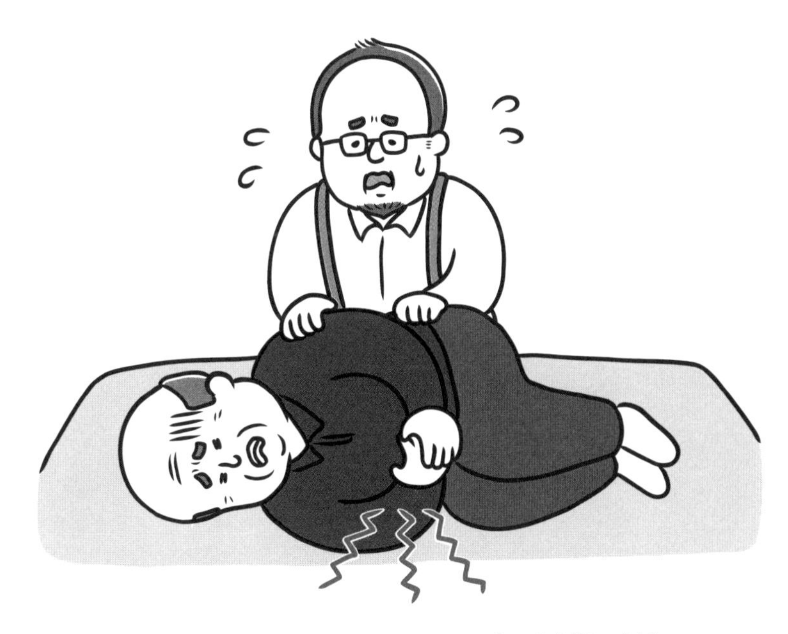

痛がって腹を触れさせない腹痛には「大建中湯」がよい

処方例

筆者は腹部手術の既往がある。あるとき，腸管が突然激しく痛み，イレウスを思わせるほどだった。ツムラ大建中湯 15 包を半日で飲んだところ，それまで詰まっていた腸がスっと楽になり，そのまま治った。実際にイレウスだったかどうかは病院を受診しなかったのでわからない。

ところで大建中湯の処方量についてちょっと説明しておく。あるとき，消化器外科の先生から，「大建中湯はやはり１回２包飲まないと効きませんか」と聞かれたので，「私は１回９包飲みますよ」と答えたらぎょっとされた。私は大腸がんで腸も切っているし，もとから過敏性腸症候群なので，ときどき腸の動きが悪くなり，ガスが張るのである。そういうとき，大建中湯エキスを９包熱湯で溶かして飲むと腸が動く。これは水で飲んでもだめで，やはり熱湯に溶かしてフウフウ言いながら飲まないといけない。

ツムラ大建中湯エキス顆粒（医療用）エキスを１回２包飲むと１日量が 15 g

になるが，じつはこのうち10gは膠飴，つまり飴なのである。何で飴が入っているのか，中医薬学の教科書にはもったいぶった説明があるが，筆者は，昔こういう病人はものが食べられなくて栄養失調になったのだろうと考えている。それで，即効的に吸収されてエネルギー源となる飴を混ぜたのだというのが筆者の意見だ。というわけで，1回2包を1日3回飲んだとしても，飴以外の生薬としては，乾姜5g，山椒2g，人参3gから抽出した乾燥エキス1.25gしか入っていない。お腹がガスでパンパンなときに，これじゃあ効くわけがない。そもそもこの乾姜5gというのがくせ者で，原典には5両と書いてあったのだ。大建中湯は『金匱要略』が原典で，言い伝えではこれが書かれたのは後漢末，今から1800年程前のことだ。その頃の1両は14gだったから，5両は70gなのだ。だから上にも書いたように二重盲検比較試験で証明された以上，予防なら今の量でも効くといえようが，今まさにガスが溜まってパンパンで動かないというときに1回2包なんか飲んでも効くはずがない。私が9包飲んで少しもおかしいことはない。

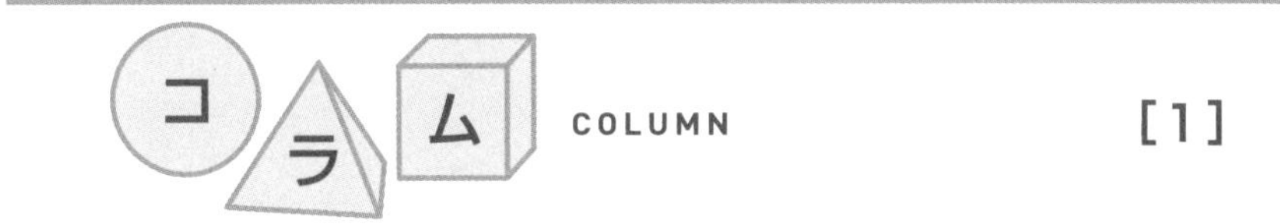

麻子仁丸の著効例

80代の寝たきり男性だった。老人病院に長期入院（まあ老人ホームみたいなもの）していたが，夕方になると下っ腹がプーッと膨れてくる。特に左側の下っ腹が膨れて苦しがる。下剤をかけても，灌腸をしても効かない。総合病院の消化器科で内視鏡をやってもらったら，S状結腸が異常に長いという。どうにかならないのかと聞いたが，長すぎるものはどうしようもない。まさかこの歳の寝たきりで手術もできないし，というつれない返事。仕方がないから毎日摘便だ。スタッフだってうんざりである。

どうしたらよいでしょう，とスタッフに詰め寄られ，私も名案が浮かばないまま，えい，便秘なんだから麻子仁丸だ！　といわゆる病名漢方で麻子仁丸を出した。そうしたら，なんとこれまで何をしても出てこなかった便とガスが正常に出るようになったのである。本人もスタッフも大助かり。首をかしげているのは筆者本人だけ。日頃，「病名漢方はいかん」と偉そうにのたまわっていたのに，苦し紛れに「便秘に麻子仁丸」としたら良くなってしまった。まあ，こんなこともある。

第4章

誤嚥性肺炎

POINT

- 仮性球麻痺の誤嚥性肺炎は半夏厚朴湯で予防できる！
- 近年 placebo を用いた二重盲検比較ランダム化試験でその有効性が確認された

仮性球麻痺の誤嚥性肺炎は半夏厚朴湯で予防できる！

肺炎は，今や日本人の死因の第3位であるが，死因となる肺炎のほとんどは高齢者の誤嚥性肺炎だ。本書は高齢者医療に関わる臨床医を読者として想定しているので，誤嚥性肺炎について改めて説明はしない。ただ，大脳基底核の障害により嚥下反射，咳反射の中枢が傷害される仮性球麻痺と，橋や延髄が傷害される球麻痺があること，食事のとき直接食べ物を誤嚥するというケースより，就眠中口腔内の食残や雑菌が少しずつ肺に落ちていくという micro aspiration がほとんどであることを指摘するに留める。肺炎になったときの治療は，絶食，点滴，適切な抗生物質であり，漢方薬の出番はない。また真性の球麻痺は今のところ漢方では治せない。漢方は仮性球麻痺による肺炎を予防するために用いる。ここで紹介するのは，真に手前味噌ながら，筆者らの研究した半夏厚朴湯（はんげこうぼくとう）である。

エビデンス

誤嚥性肺炎の既往をもつ患者における半夏厚朴湯の嚥下反射に対する影響をランダム化比較試験で見たところ，有意に嚥下反射を改善した（**図13**）[21]。またパーキンソン病患者でも同様に嚥下反射の改善が見られた[22]。さらに咳反射も改善することがわかった（**図14**）[23]。そこで誤嚥性肺炎の既往を有する高齢患者に12カ月の前向きランダム化比較試験を実施した[24]ところ，半夏厚朴湯は有意に

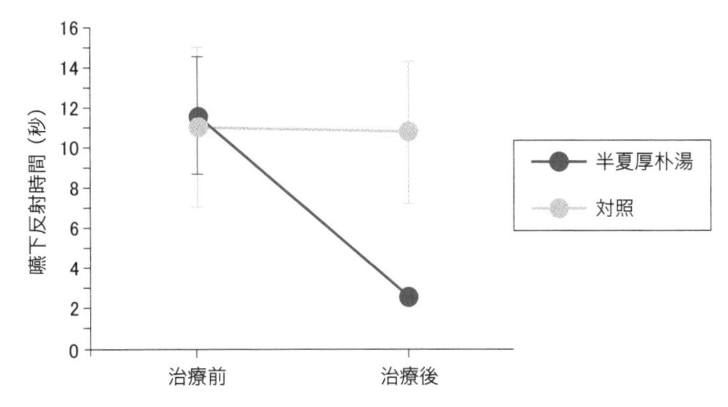

図13　半夏厚朴湯の嚥下反射の改善効果［文献(21)より］

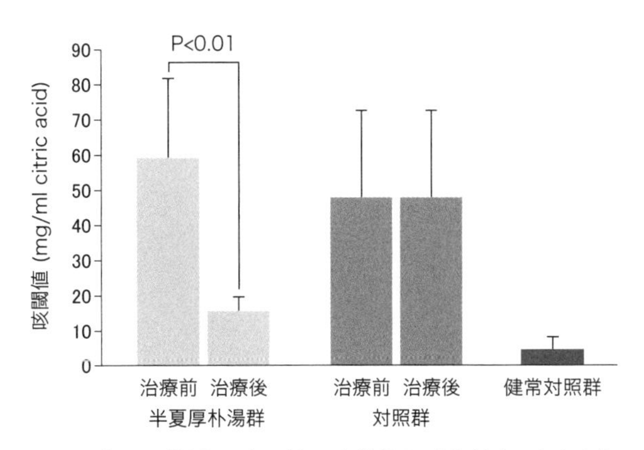

図14　半夏厚朴湯の咳反射の改善効果［文献(23)より］

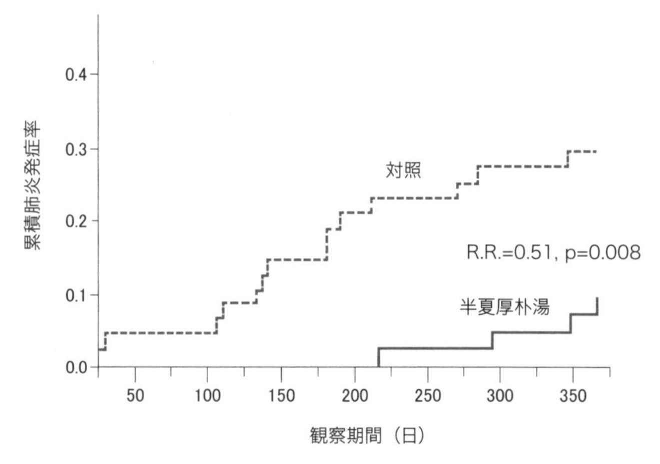

図 15　半夏厚朴湯の肺炎発症の抑制効果［文献（24）より］

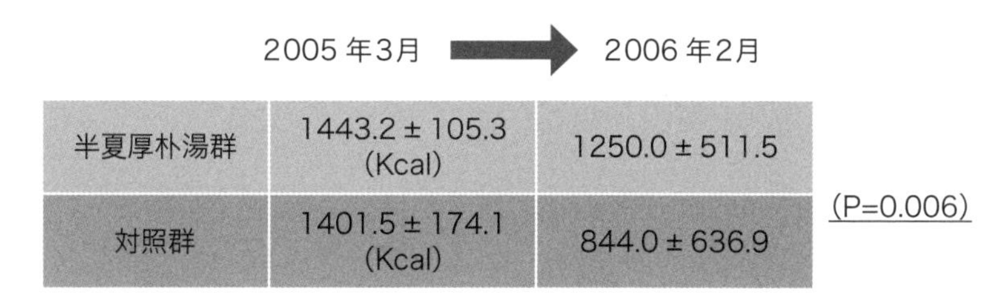

	2005 年3月 →	2006 年2月
半夏厚朴湯群	1443.2 ± 105.3 (Kcal)	1250.0 ± 511.5
対照群	1401.5 ± 174.1 (Kcal)	844.0 ± 636.9

(P=0.006)

図 16　半夏厚朴湯の自力経口摂取量の維持効果［文献（24）より］

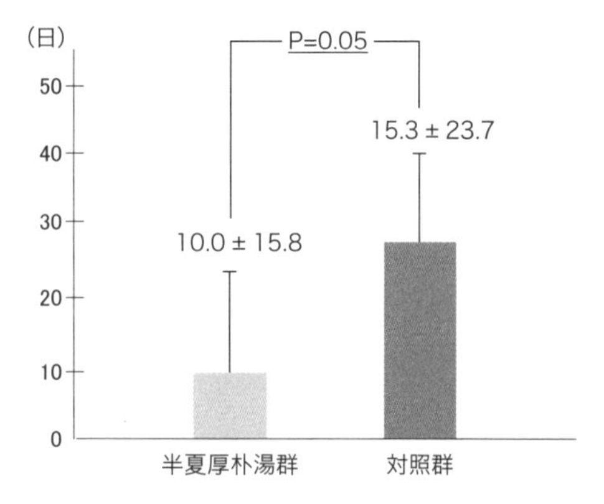

図 17　半夏厚朴湯の静注抗生物質の減量効果［文献（24）より］

肺炎の発症を減少させた（**図 15**）だけでなく，自力経口摂取の維持にも有効であり（**図 16**），１年間の観察期間中の静注抗生物質の量も減らした（**図 17**）。

こうして筆者がライフワークにしてきた半夏厚朴湯の誤嚥性肺炎予防効果であるが，近年ついに placebo を用いた二重盲検比較ランダム化試験でその有効性が確認された[(25)]。だが二重盲検ランダム化比較試験で確認されたのに半夏厚朴湯には未だに「誤嚥性肺炎予防効果」の保険病名はない。処方するときは「嚥下困難感」で出す。

方剤解説

●**半夏厚朴湯**（半夏，厚朴，茯苓，生姜，紫蘇葉）

●主治：痰気鬱結，気滞

原典である『金匱要略（きんきようりゃく）』には「女性が，あぶった肉片が喉につかえるような感じを訴えるとき，この薬を使う」という謎めいた解説がなされている（**図 18**）。現代では，これは咽喉頭異常感症，精神科でいう「ヒステリー球」のことと解釈されている。実際，抑うつが強い身体表現性障害の人によく使用される。漢方の抗うつ剤の一つとも解釈できる。しかし半夏厚朴湯は去痰剤としても使用される。

婦人咽中如有炙臠，半夏厚朴湯主之。

【口語訳】

婦人が咽喉部に，あぶった肉がひと切れひっかかっているように感じる場合は，半夏厚朴湯で主治する。

【注解】

本条は，咽喉部に気が阻止され，痰が喉に塞がっている症状の治療方法について述べている。

この症状は多くは七情が鬱結し，肺胃の気が下がって異常を来し，気が滞り痰が塞がるために起こる。

気が鬱結すると，津液が動かず，聚結して痰や涎となり，気と格闘して，咽喉の間に衝き上り，吐き出しても出ないし，飲み込んでも下りない。これはいわゆる梅核気病である。

男子もしばしばこの病気にかかっているものがおり，治療は気を動かし，鬱結を散じることを主とする。

図 18　『金匱要略』における半夏厚朴湯の記載

つまり「つかえる感じ」がするときだけでなく，現実に痰が喉につかえていても，この薬は使える。

半夏厚朴湯のよい適応となるのは，仮性球麻痺による咽頭の嚥下反射，咳反射の低下が原因で生じる micro aspiration が主体の患者である。これ，すなわち signaling の停滞だから，半夏厚朴湯の主治が気滞であることがわかるだろう。胃腸の蠕動運動が低下し，胃食道逆流が原因で生じる誤嚥には，半夏厚朴湯だけでは対応しきれない。この場合は茯苓飲合半夏厚朴湯（ぶくりょういんごうはんげこうぼうとう）ないしは六君子湯（りっくんしとう）を用いる。さらに，腸管ガスが充満し，便秘もひどく，食物が下に輸送されず逆流が起きる場合は，大建中湯と併用する。1日常用量，分3から始め，約2週間で効果が出るのでその後は1日常用量の2/3，分2に切り替えて継続する。半夏厚朴湯が有効なのは服用している間だけであり，経験的にではあるが中止後約2週間で嚥下障害が再発する。有害事象としては過敏症とみられる発疹の報告が数例あるのみで，きわめて安全に使用できる薬剤である。

ところで，そもそも嚥下反射が低下した患者に本方剤を服用させるときどうすればよいか。ゼリー，ヨーグルト，ペースト食に混ぜる，お湯に溶いた後とろみ剤を混ぜる，その他患者が口にできるものに混ぜるなど，服用方法を工夫する。このような場合，「食前投与」等という指示にはこだわらない。

処方例	ツムラ半夏厚朴湯 7.5g，毎回食事に混ぜて。

第5章

下気道感染

POINT

- **エキス漢方診療では咳に対して麦門冬湯を主体として治療することはできない**
- **強い咳には麻杏甘石湯や五虎湯を主体とする**

肺炎に漢方は有効か？　そういうすっとぼけたことを考える前に，岩田健太郎先生の本で高齢者の肺炎に適した抗生物質を理解するのが正しい。しかし咳や痰など，臨床症状に対して漢方薬を併用するのは理に適っている。何しろ先に挙げたとおり，咳のガイドラインには麦門冬湯が載っているのだから。しかし気管支炎や肺炎の咳に麦門冬湯を1回1包1日3回出してもおそらく何の役にも立たない。

ツムラ麦門冬湯エキス顆粒（医療用）の処方構成を見ると，1日分（3包）の中に麦門冬10g，粳米5g，半夏5g，大棗3g，甘草2g，人参2gから抽出した乾燥エキス6gが含まれていることになっている。このうち鎮咳作用を示すのは麦門冬と半夏だけだ。麦門冬10gで咳が止まるかというと，筆者の経験からいえば「止まらない」。これは本来の麦門冬湯の組成を見るとわかる。

麦門冬湯というのは大建中湯と同じ『金匱要略（きんきようりゃく）』に載っているのだが，それを見ると麦門冬七升，半夏一升，人参三両，甘草二両，粳米三合，大棗十二枚となっている。『金匱要略』が書かれたのが言い伝えどおり漢代末と仮定すると，漢代の一升は200mlとされている。七升なら1,400ml，つまり1.4Lだ。麦門冬はジャノヒゲという植物の根の膨らんだ部分を用いるのだが，重さで量っているのではない。升（ます）でざっくり1.4L入れろというのが原典の指示である。乾燥した麦門冬1.4Lといえば数百グラムになるだろう。10gなんて冗談じゃないのだ。

半夏も重さではなく一升だから，升で量って200ml入れろというのである。これも５ｇでは話にならない。余談になるが今，日本東洋医学会の会長をしている伊藤隆氏と「麦門冬湯は咳に効くか」で激論になったことがあり，私を含め数人の漢方医は「効かない」と言い，伊藤氏は「よく効く」と主張して譲らない。ところが話しているうちに伊藤氏は煎じ薬のことを言っており，われわれはエキス剤の話をしていることがわかり，お互い納得したということがあった。

そういうわけなので，いくらガイドラインに載っていても，気管支炎や肺炎で咳が著しい人にツムラ麦門冬湯エキス顆粒（医療用）１回１包１日３回を出しても，効くものではない。といって麦門冬の量を数百グラムにするにはエキス顆粒を数十包飲んでも足りない。したがってエキス漢方診療では，咳に対して麦門冬湯を主体として治療することはできない。強い咳には麻杏甘石湯や五虎湯を主体とする。麦門冬湯は気道上皮の線毛運動を活発にし，痰の喀出を助けることが知られているのでその目的で併用する。要するにムコスタだ。咳にムコスタだけ出す人はいないわけで，咳に麦門冬湯だけ出してもダメなのだ。

気管支炎で激しく咳き込むときの処方	ツムラ麻杏甘石湯エキス顆粒（医療用）（あるいは五虎湯） 1回2包1日3回 ツムラ麦門冬湯エキス顆粒（医療用）1回1包1日3回 上記を併せる。

肺炎で咳が出るときの処方	ツムラ清肺湯1回2包1日3回 ツムラ五虎湯エキス顆粒（医療用）1回2包1日3回 上記を併せる。

清肺湯はマウスの実験だが気道上皮でキサンチンオクシデースを抑制し，活性酸素を減らして上皮の障害を防ぐことがわかっている[26]。

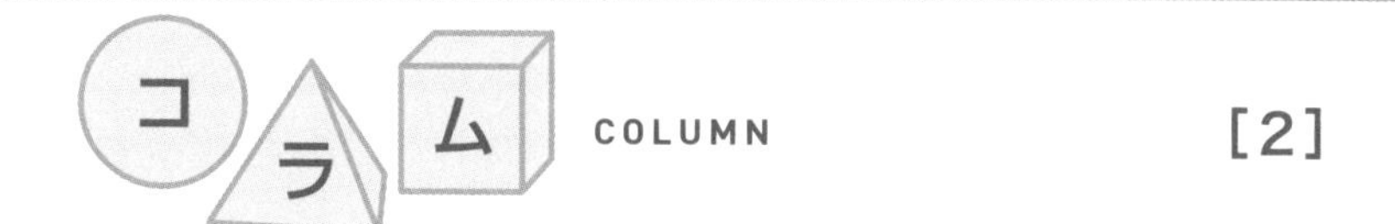

漢方の併用について

以前とある学会で漢方についてシンポジストを務めたとき，フロアの初心者とみられる先生から質問があった。

「漢方薬は併用しない方がよいと教わりましたがいかがですか」

じつはそのシンポジウムには1人，中医学を自在に使いこなす先生が入っていて，その人の処方例がほとんど併用だったからこういう質問が出たのだろう。私が何か言う前にすかさずその先生が答えた。

「併用した方がよいですよ。その方がよい」

非常にきっぱりした言い方だったので，質問者は戸惑ったような顔はしたが黙ってしまった。

漢方薬は漢方の弁証と生薬の知識，つまり本草学を知っていれば併用した方がしばしば効果が上がる。そもそもそれぞれの漢方処方というのは一つひとつの生薬の効果効能を考えて組み合わされているのだから，そうした個々の生薬の効果効能がわかり，ある処方と別の処方を併せると全体の生薬構成がどうなってどういう効果が期待できるのかわかれば，併用の妙がある。咳の処方例でいうと，麻杏甘石湯には強力な鎮咳作用をもつ麻黄とその補助である杏仁が含まれており，それに抗炎症薬である甘草と石膏が組み合わされている。五虎湯の場合はそこにさらに鎮咳薬の桑柏皮が加わっている。それに麦門冬湯を併せると麦門冬の滋潤効果が期待でき，痰をふやかして出しやすくするとともに麻黄による胃腸障害を人参，甘草，大棗などで抑えることができるな，とわかれば併用の意味があるわけだ。

そういうことがわからない人は，併用するのは止めた方がいいよ，というのがよく言われる「漢方薬は併用しない方がよい」の意味である。何もわからない初心者が安易にやるなよ，と言うことである。この本ではしばしば併用が出てくるが，本書に従って行う限りは有効性がある併用と考えていただいてよい。

第6章

食欲不振

POINT

- 高齢者の食欲不振に有効な漢方は六君子湯だけではないがエビデンスは最も豊富
- 症状に応じて組み合わせる！
- 気滞が消化器系に現れたときは香蘇散がよい

六君子湯と香蘇散

高齢者の食欲不振に有効な漢方方剤はなにも六君子湯だけではないが，最近は「まず六君子湯」という風潮が強い。確かに，エビデンスは最も豊富である。そこで，筆者も六君子湯の解説から始め，方剤解説の中でその加減方についても触れる。また実臨床では香蘇散もしばしば用いられる。方剤解説で触れる。

エビデンス

2016年Oteki Tらは，カルボプラチン，シスプラチン，非白金製剤の3種類の抗がん剤治療を受けた肺がんの患者を六君子湯使用群，不使用群に分け，抗がん剤使用7日目の食欲を比較した。その結果，カルボプラチン使用例では六君子湯服用群で有意に食欲が高い結果を示したが，シスプラチン，非白金製剤では有意差がなかった[27]。

また非常に小規模な試験ではあるが，Takahashi Tらは胃がんに対し噴門部温存術を受けた患者を対象に六君子湯の効果をみた。その結果，六君子湯は自覚症状で改善を認めたばかりでなく，（99m）Tc labeled solid scintigraphy による固形物に対する胃の蠕動運動の確認も観察された。同様に小規模なランダム化比較試験として，Takiguchi S らは胃摘出術を受けた胃がん患者を六君子湯投与群と非投与群に分け，投与群では Dysfunction After Upper Gastrointestinal Surgery for Cancer（DAUGS）スコアが改善すると同時に，血中 ghrelin 濃度が有意に上昇していたと報告している ghrelin の活性化は六君子湯の主要な薬理機序として注目されている[(28)]。

方剤解説

●**六君子湯**（人参，白朮〈蒼朮〉，茯苓，半夏，陳皮，炙甘草，生姜，大棗）

●主治：脾胃気虚，痰湿

中医学で脾というのは，消化吸収機能全般を指す（中医学道場「五臓六腑弁証」参照のこと）。胃は西洋医学の胃と変わりない。消化吸収機能が低下し，胃の蠕動運動が落ち，食べ物が滞っている，というのが脾胃気虚，痰湿である。痰とか湿というのは，本来正常な水の代謝が滞り，局部に停滞するために起こる種々の症状を指すが，ここでは食残のべっとり溜まっている感じを表現している。元気がない，疲れやすい，四肢の無力感など気虚の症状に，食欲不振，消化が悪い，少食など脾気虚の症状，さらに悪心，嘔吐，腹満，泥状便など痰湿の症状が加わる。

痰湿が強いときは木香（もっこう），砂仁（しゃじん）を加えた香砂六君子湯（こうしゃりっくんしとう）があるが，エキス剤では香蘇散を併用する。呑酸，胸焼けが強いときは黄連（おうれん）を加え，黄連六君子湯とするが，エキス剤では黄連湯がこれに近い。ストレスが関連しているときは柴胡と芍薬を加えた柴芍六君子湯（さいしゃくりっくんしとう）があるがエキスでは四逆散（しぎゃくさん）を併用して代用する。

処方例	ツムラ六君子湯５ｇ朝夕食後，コタロー六君子湯２包朝夕食後， ツムラ黄連湯 7.5ｇ毎食後，等々。

症例１　**重度心身障害者の胃食道逆流**

高度な胃食道逆流を伴ってしばしば誤嚥性肺炎を起こす重度心身障害者に六君子湯を処方し，バリウムの食道通過時間を嚥下造影で測定した。その結果，バリウムの食道通過時間は４分から 30 秒に縮小し，誤嚥は消失した。

上記のように食欲不振には好んで六君子湯が用いられるが，筆者が頻用するのはむしろ香蘇散（香附子，炙甘草，蘇葉，生姜，陳皮）だ。香蘇散の主治は風寒表証に気滞を伴い，悪寒，発熱，頭痛，無汗，胸苦しい，腹満，食欲不振などを呈するもの。ここに並んだ症状をみれば，これが胃腸虚弱な人のカゼ薬だということがわかるだろう。

だが，実際の臨床では，感冒でなくても，単に胸苦しい，腹満，食欲不振など気滞にも奏功する。気は働きがあって形態がないものの総称で，医学に関していえば生命エネルギーとそれを介した情報伝達であったが，その情報伝達がうまくいかないのが気滞だ。さまざまな精神症状や自律神経失調症状を呈するが，それが特に消化器系統に現れたときは香蘇散がよい。

保険診療上の注意だが，コタローという会社のエキス剤には感冒だけでなく，ノイローゼ，軽度鬱症状などの保険適応があり，この目的で使える。ツムラ香蘇散エキス顆粒（医療用）には感冒しか適応がないから，この目的では使えない。

処方例

認知症末期で，ほとんど飲まず食わずになった 86 歳女性に，コタローの香蘇散を朝晩１方ずつ飲ませた。もはや終末期医療だから，物を食べないからといって点滴などはしない。香蘇散はプロッカという栄養ゼリーに混ぜて飲ませた。飲まず食わずでスっと逝くかなあと思ってみていたら，香蘇散を飲ませてからゼリーとクリミールという栄養補助飲料だけは１日３回摂るようになり，低め安定で１カ月続いた。たまたま事情があって筆者はそこでその病院を離れたので，その後のことは知らない。終末期医療については最後に扱う予定であるが，終末期だからといって飲みたいものを飲ませないというわけではない。自然に飲んだり食べたりしてくれるのであればその人の好きな量だけ摂ってもらうのはまったく問題ない。

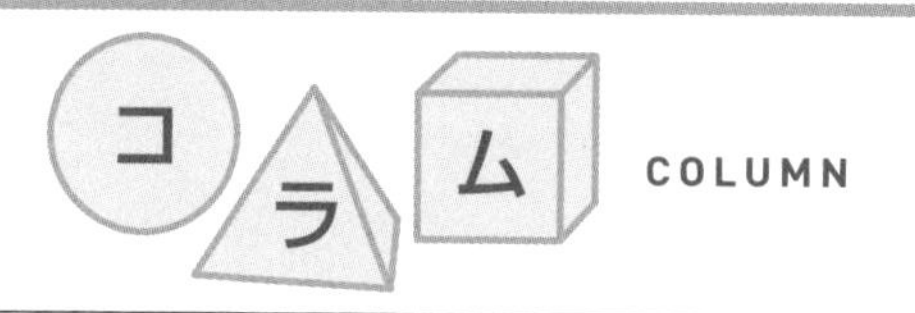

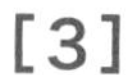

六君子湯と四君子湯

六君子湯は割と頻用される漢方薬だが，本来は四君子湯（しくんしとう）という漢方薬のバリエーションである。四君子湯が人参，白朮，茯苓，炙甘草という4種の生薬から成るのに対し，六君子湯はそれに陳皮と半夏が加わる。四君子湯は人参養栄湯のところで説明したが，胃腸が弱い人の基本薬だ。疲れやすい，元気がない，食欲不振，消化が悪い，泥状あるいは水様便，手足の無力感など，要するに胃腸が弱く消化吸収がうまくいかないので全体として体力が落ちている人に使う。

それに対して六君子湯は，そこに陳皮と半夏が加わり，胸やけ，胃もたれがする，悪心，嘔吐などを伴うときに使う。かつては逆流性食道炎にも使われたが，今は逆流性食道炎には西洋薬で胃酸を抑えるのが主流であまり使われない。だが中には，胃酸の逆流はないのにまるで逆流があるのとそっくりな胸やけ，胃もたれ，悪心などを呈する人がいる（NERD）。NERD の中には夜間の一過性胃酸逆流が原因で PPI が有効な人もいるが，食道の知覚過敏や，逆流とは関係がなく原因が特定されていない「機能性胸焼け」などもあり，こういう人に六君子湯は有効である。

と書いたが，じつは実際の四君子湯と六君子湯にはどちらも生姜と大棗が加わっている。どちらも立派な生薬なのに，なぜ数に加えてもらえないのだろうか。たぶん，生姜と大棗は「胃腸の薬に入れるのが当たり前」なので数から抜いたのかもしれない，というのは筆者のあやふやな推理で，なぜこの2つが名前の四や六から抜け落ちているのか，正直わからない。

中医学道場—❷　五臓六腑弁証

中医学では，主な臓器に五臓と六腑があるとする。五臓は心臓，肝臓，脾臓，肺臓，腎臓。六腑は胃，小腸，大腸，胆嚢，膀胱，三焦である。

このうち，三焦，胆嚢を除いた六腑は西洋医学とほぼ概念が一致するのでわかりやすい。すべて管腔臓器である。三焦は体幹そのもので，横隔膜より上を上焦，骨盤腔から下を下焦，その中間を中焦という。胆嚢は何を意味するのかよくわからないが，決断を司るというから，脳の機能の一部なのかもしれない（胆が据わっている，というのはそこからきた言葉だ）。

これに対して，五臓の概念はわかりにくい。西洋医学の臓器概念とは相当異なっている。じつは五臓とは何かについては，歴史的にかなり変遷があり，さまざまな考え方があったのだ。それを無理矢理統一しているので，ときどき馬脚が現れる。それを承知し

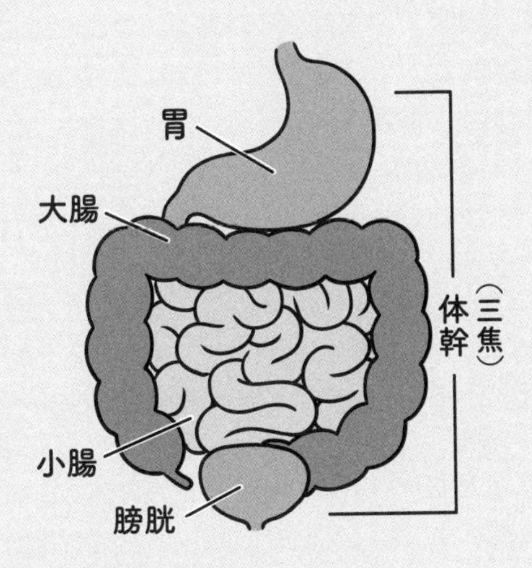

胆嚢だけは（よくわからない）…？

てもらったうえで，おおむね下記のように理解してもらいたい。

①心臓：意識（神）に関係し，思惟活動を主(つかさど)り，血脈を主る。「血脈を主る」だけが西洋医学と共通するが，血液循環が正常であってこそ意識があり，意識があるからこそ思惟活動が可能である，と考えたのかもしれない。

②肺臓：呼吸によって天の気を取り入れ（魄を蔵するという），胃が取り入れた飲食の気と併せて全身に送る。また津液を全身に巡らせる機能ももつ。

③肝臓：情動，自律神経系の中枢である（魂を蔵するという）。自律神経系を介して全身の血流量の調節も行う。視覚にも関係する。つまり，「動物的な脳」の部分である。原始的ではあるが，生存に欠かせない。

④脾臓：じつは，今でいう膵臓の機能を指し，消化吸収機能全般を指している。古代解剖学では，膵臓は大網や内臓脂肪に隠れて発見できなかった。それで，脾臓が消化管の調節をしていると考えたようだ。ちゃんと食べられないと，頭も鈍る。そこで，脾臓は意を蔵するといわれる。

⑤腎臓：八味地黄丸の方剤解説で説明したとおり，生命の根源である精を蔵し，生殖を主(つかさど)り，また水分代謝を主る。精はgenomeと考えて差し支えない。Gene expressionの仕組みそのものが腎である。それがなぜ水分代謝を主るかって？　そりゃ，昔の人の頭で考えなければいけない。今だって生殖と排尿を「泌尿器」として一括りにするわけだ。古代の人も解剖をした。そうしたら，あれとこれはどうも一緒になっているぞ，ってわけ。

脳はどこへ行った，と言いたくなる人がいるだろう。脳は，髄，骨，脈，女子胞（子宮）と一緒に「奇恒の府」というものに分類されている。昔の人は，脳を見てもそれが何をしているのかよくわからなかったようだ。まあそうだろう，他とのつながりを示すものがわかりにくいし，切っても灰色の豆腐みたいなものが詰まっているだけだから。中医学でも清代になると西洋医学の影響が入ってきて，認知症のところで紹介した王清任などは「脳虚」という概念を用いているのだが，結局定着しなかった。

以上で五臓六腑の説明を終わる。え？　なぜ臓は５つで腑は６つか，って？　いやそれは，つまり中華４千年の……要するに筆者は知らない。まあこういう概念は全部昔々のえらい帝王である黄帝が臣下の名医たちと問答して作ったといわれる『黄帝内経』という本に書かれたことになっているのだから，黄帝にでも聞いてもらうしかない。ただし六腑は時代的に変遷が激しく，無理やり今の形にまとめたという線が濃厚だ。だが五臓（心，肝，脾，肺，腎）は「五行論」という思想がバックにあり，紀元前に書き始められたといわれている『黄帝内経』から今に至るまで，おおむね一致している。中国人は「何が何でも」主要な臓器は５つにしなければ気が済まなかったのだ。

五行論というのは，この世界は木火土金水という５つの要素に還元できるという思想だ。なんだそりゃ？　みたいな話だが，じつは古代ギリシャ哲学も，古代インド医学も，似たような見解を示している。これは現代科学における「素粒子」という概念に近い。複雑な天然現象を還元していくと，何らかの基本的存在に行き着くという見解である。私は物理が苦手だから，今素粒子がいくつになっているか知らないが，古代人はそれが木火土金水の５つだと考えたのだ。

非科学的ではない。「すべては神の御心のままに」と言うよりはずっと科学的だ。「この世には基本的な法則がある」という考えだからだ。どんな複雑な自然現象も，何らかの法則に支配されており，その法則を理解すれば自然現象が理解できるはずだという，きわめて科学的な思想が「五行論」である。その還元要素が木火土金水の５つだったのは，五感（そういえばこの五感の由来も五行論だ）を頼りに物事を観察するしかない古代人にとっては，ごく自然だったといえる。何で五臓なんだ！　と言いたくなる気持ちはわかるが，人類の科学的探求の営みを反映したものとして，ここは理解して欲しい。

第7章

感冒，新型コロナ，インフルエンザ

POINT

- カゼの初期は傷寒か温病かを見分ける
- こじれたカゼには漢方医学的病期に応じて承気湯類や小柴胡湯を用いる
- 新型コロナに葛根湯と小柴胡湯加桔梗石膏を併せた治療が有用と判明
- 麻黄湯にはタミフルより優位な解熱効果がある

1　一般の感冒

高齢者というのは意外にカゼを引かない。もちろん元気で社会に出ている高齢者は別だが，要介護で家や施設にいる高齢者でカゼというのはむしろ珍しい。とはいえ絶対に引かないわけではないし，カゼの漢方を理解するのは漢方全体を理解するとっかかりになるので，ここで説明する。

中国で行われたシステマティックレビュー(29)によれば，中国からは二重盲検ランダム化比較試験が６本出ていて，うち４本は中国語文献，２本は英論文であるという。それらを統合して解析したところ，中成薬は感冒に有効であったと結論づけている。だが，それぞれ別の薬剤を用いた研究データを統合して解析してよいのかどうか，筆者には理解できない。

一般論をいえば，普通のカゼに漢方が効くかどうかランダム化比較試験や二重盲験ランダム化比較試験をやるのは無意味だ。あまりにも当たり前のことに大げさなエビデンスを求めるのは愚かしい。例えば飛行機から飛び降りるのにパラシュートを付けた方が付けないより安全かどうか比較試験をする人はいないわけで，そういうのをEBMでは「パラシュートの例え」という。

葛根湯がカゼに効くのは当たり前と日本人はみな思っているが，その薬理機序はおそらくかなり複雑なのだろう。Saito Nらは葛根湯がライノウイルスを感染させたヒト鼻腔上皮細胞からのサイトカイン放出を抑制したことを報告している[30]。どの生薬のどういう成分にそのような作用があるのかまではまだわかっていない。

（1）カゼの初期の漢方薬の使い方

まず傷寒か温病を見分ける。傷寒は寒気がする。温病は火照る。温病の薬は医療用エキス製剤にはなく，薬局でクラシエの銀翹散を飲ませる。

傷寒は寒気がする。これに２種類ある。汗が出ないのと出るのである。前者は傷寒の中の傷寒，後者は傷寒の中の中風である。

汗が出ず悪寒がするものには麻黄湯を，汗がジクジク出て風が当たると寒気を感じる程度（悪風）なのは桂枝湯を与える。汗は出ないが悪寒というほどではなく風に当たると寒気がするという中間型には葛根湯を与える。すべて１回３包飲ませ，飲んだら布団か厚着をして横になる。実際の体温がどれほど高いかは問題ではない。悪寒して無汗なら麻黄湯。悪風して汗ばむのは桂枝湯。悪風して無汗なら葛根湯だ。つまり葛根湯は傷寒と中風の中間である。くり返すが，エキス剤で治す場合は，１回に３包飲ませなければならない。クラシエの銀翹散に至ってはOTCのためかさらに生薬が少ないので，１回に４包必要だ。ただし西洋医学のカゼ薬と違って，上記の薬はみな３回分でよい。２，３時間ごとに３回。これで治る。治らなければあなたの診断が間違っているのである。

これらの薬は初期に飲まなければならないから，患者に使い方を教えてあらかじめ常備薬として家庭に置いておくのがよい。具合が悪くて病院に来てからでは間に合わない。

（2）こじれたカゼの漢方

カゼの引き始めの漢方について説明したが，カゼの引き始めに医療機関を受診する患者は実際には少ない。こじれたから医者にかかるのだ。

こじれ方に２通りある。

１つは，高熱が何日も続くもの。これは今であれば新型コロナや肺炎を鑑別しなければならない。最初から漢方の頭で診てはいけない。新型コロナでもない，

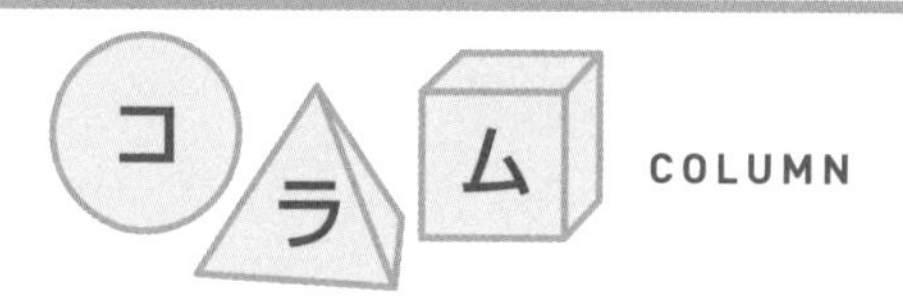

COLUMN

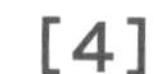

風邪と感冒

西洋医学の記載を見ると，まるで感冒が正式な医学用語で風邪は俗語のように書いてある。本来は逆だ。風邪が医学用語で感冒は俗語である。ただし医学用語の風邪は「ふうじゃ」と読む。中医学道場で邪気の話をする余裕がないのだが，中医学における邪とは病因という意味である。人はいろいろな理由で罹患する。例えば寒すぎればカゼを引き，暑すぎれば熱中症になる。その場合，寒さは「寒邪」，暑さは「暑邪」と呼ばれる。ジメジメして湿度が高いと関節痛や頭痛が起きる。これは「湿邪」だ。そういうさまざまな邪の中で，「突然発症して体中を引っ掻き回し，そのまま風のように去っていく性質をもつ疾患を起こす邪」を「風邪」という。カゼもふうじゃだが，脳卒中なども風邪だ。ただしカゼは外から侵入する要因によるのに対し脳卒中は身体の中で異変が起きるのでそれぞれ「外風」「内風」と分ける。治療はもちろん異なる。

これに対し，「感冒」というのは宋という王朝に全寮制の最高学府大学というものがあって，外出するには理由を申告しなければならなかった。感冒の冒というのは「おかされた」という意味で，風邪に冒されたと感じたから感冒。感冒と記帳して医者にかかる，薬局に行くと言えば外出が認められたのである。友達と飲みに行くでは話が通らないから，外出したいときには何でも感冒にしておけば都合が良かった。だからこれは俗語だったのだ。

肺炎でもないのに高熱が続くなら，これは陽明病である。陽明病の代表的な治療法は下痢を起こさせることで，程度に応じて大承気湯，小承気湯，麻子仁丸などがある。麻子仁丸は効果が穏やかなので通常の便秘に下剤として使ってもよいが，漢方をきちんと勉強していない人が大承気湯などを処方してはならない。まあ，ツムラ大承気湯エキスは相当効力を弱めてあるので心配は要らないが，その代わり通常量ではまったく効かない。私はかつてムンプスワクチンの副反応で髄膜炎を来した症例に大承気湯を使って著効を得たことがあるが，ものすごい下痢を起こすので，ほとんどICUに近い管理が必要になる。またツムラ大承気湯エキス顆粒（医療用）でなんにも効かなかった人に生薬の煎じ薬で大承気湯を出したら，下痢で脱水になって点滴したこともある。こういう薬は外来で使うものではない。

こじれ方のその2。熱が上がったり下がったりして，本人も熱っぽかったり寒気がしたりしてにっちもさっちもいかなくなるもの。これは少陽病である。このとき使うのが小柴胡湯なのだ。咽頭痛があれば小柴胡湯加桔梗石膏を用いる。

少陽病の症状は多彩であって，原典の『傷寒論』にも「すべての症状が揃う必要はない」とある。ただ往来寒熱，つまり寒気がしたり火照ったりをくり返すのが特徴的だ。日本漢方ではこれに胸脇部を押すと痛いという「胸脇苦満」を加えるが，必ずしも常に現れる症状ではない。胸脇苦満は急性炎症期より，慢性疾患に小柴胡湯を転用するときに一つの目安になると思う。

これらの段階を過ぎると消耗期に入るのだが，それは割愛する。

2　新型コロナウイルス感染症（Covid-19）

東北大学の高山真特命教授らは，新型コロナウイルス感染症（COVID-19）の軽症～中等症Ⅰ患者を対象に，漢方薬の急性期症状緩和と重症化抑制効果について2つの研究で検討した。全国23施設共同の観察研究では，漢方薬非投与群と比較し，漢方薬投与群で呼吸不全への増悪リスクは有意に低かったことが示された。全国7施設共同ランダム化比較試験では，漢方薬「葛根湯と小柴胡湯加桔梗石膏」の投与により，発熱症状が早期に緩和されたこと，中等症Ⅰ患者では，漢方薬投与で呼吸不全への悪化が抑制傾向にあったことが示された（https://www.frontiersin.org/articles/10.3389/fphar.2022.1008946/full）。全国7施設共同ランダム化比較試験では，漢方薬「葛根湯と小柴胡湯加桔梗石膏」の投与により，発熱症状が早期に緩和されたこと，中等症Ｉ患者では，漢方薬投与で呼吸不全への悪化が抑制傾向にあったことが示された（https://www.jstage.jst.go.jp/article/internalmedicine/advpub/0/advpub_0027-22/_article）。

すなわち，COVID-19 急性期治療において漢方薬は安全に使用でき，発熱緩和および重症化抑制に貢献できる可能性が示された。中国では多くの中成薬が新型コロナに用いられており，全般的に有効性が報告されているが，二重盲検ランダム化比較試験が行われているわけではなさそうだ[31]。

中国や台湾では新型コロナに中成薬を併用するのはもはや当たり前になっており，上海では90％以上の症例で中医学が併用されていると報告されている。そのためのガイドラインも作られ版を重ねている。中国の最新のガイドラインによると，軽症の経過観察期，胃腸症状を伴う場合は藿香正気散（かっこうしょうきさん）のカプセルが，また発熱が顕著な場合は銀翹散（ぎんぎょうさん）に近い製剤が推奨されている。

しかし，2022 年 8 月現在，日本で流行しているオミクロン BA 5 による症状は，中国からの報告とは大きく異なるようだ。一言で言うと温病は稀で，圧倒的に傷寒が多い。どういうことかというと，ほとんどの患者は発熱しているが悪寒を訴えるのであり，熱感を訴えるのではないということだ。悪寒を訴える炎症は傷寒だから，『傷寒論』の処方で治療できる。このことと，オミクロンはほぼ確実に咽頭炎を起こすということ，東北大学から「葛根湯と小柴胡湯加桔梗石膏を併せると重症化を防げる」という情報が出ていることなどを考え合わせて，私は下記のように治療している。

発熱 37℃台で 咽頭炎を伴う場合	葛根湯と小柴胡湯加桔梗石膏の合方。 具体的には葛根湯２包，小柴胡湯加桔梗石膏２包を １回分として１日３回毎食後，７日分。

発熱 38℃以上で 咽頭炎を伴わない場合	大青竜湯。具体的には麻黄湯２包と越婢加朮湯２包を 併せて１回分とし，１日３回毎食後，７日分。

発熱 38℃以上で咽頭炎を伴う場合	上記に更にコタロー桔梗石膏エキス細粒を１回２包併せる。
熱にかかわらず気管支炎が主体で激しい咳を生じている場合	麻杏甘石湯あるいは五虎湯（どちらでもよい）１回２包と麦門冬湯１回２包を全部併せて１回分とし，１日３回毎食後，７日分。
下痢が主であるもの	五苓散と小柴胡湯１包ずつを１日３回（柴苓湯の倍量となる）
咽頭から気管支にかけて広く炎症が広がる場合	防風通聖散２包，小柴胡湯加桔梗石膏２包を１回分とし，１日３回毎食後７日分。

防風通聖散？　と驚かれる人がいるかもしれないが，この処方の生薬構成はすべて清熱薬，つまり抗炎症薬と解表薬，すなわち病気の原因である「邪」を外に追い出す生薬から成っている。じつはこの薬はもともと仙人になるための鉱物性処方の副作用として生じる炎症を鎮めるために作られたのだ。今はもちろんそんな薬を飲む人はいないが，全身に炎症が広がってしまった時にこれを使うのは生薬構成からみてじつに理に適っている。これが痩せ薬になったのはつい最近の話だ。

稀ではあるが悪寒ではなく悪熱を訴える「温病」の患者がいる。このときはクラシエがOTCで出している銀翹散をドラッグストアで買って飲んでもらう。ただし１回分は１包ではなく４包だ。クラシエの銀翹散はOTCのせいか生薬量が非常に少ない。１回１包では到底効かない。

中国のガイドラインには肺炎になった時の中医学治療も書かれているが，私はクリニックでの診療だからそういうコロナは診ていない。だからそれについては書けない。

なお上記は成人を基準にしている。この本は高齢者医療の本なので，倍量が飲めそうもない高齢者では通常量でも致し方ない。

3 インフルエンザ

新型コロナが流行してからの初期研修医はインフルエンザを診る機会がないので，インフルエンザがどういうものか知らないのだそうだ。実例を診たことがない人にインフルエンザがどういうものか説明するのはとても難しいが，通常の感冒より発熱が強く，咳，咽頭痛なども伴うが新型コロナほど重症化して肺炎に至る確率は低い。新型コロナが落ち着けばまた日本でも流行するだろう。以前は毎年のように冬場流行したので，日本でもいくつかの漢方薬のランダム化比較試験が存在する。麻黄湯のランダム化比較試験が出ており，中成薬の二重盲験ランダム化比較試験もある。

エビデンス

Kubo T らは小児を対象に，麻黄湯単独投与群 17 名，タミフル単独投与群 18 名，タミフルと麻黄湯併用群 14 名とに分け，発熱日数を比較した[32]。その結果，麻黄湯単独投与群も併用群も，タミフル単独群より有意に解熱が早かった。またNabeshima S らは成人を対象とし，麻黄湯群（10 名），タミフル群（8 名），リレンザ群（10 名）のランダム化比較試験を行った結果，解熱時間はそれぞれ 29 時間，46 時間，27 時間であり，麻黄湯はタミフルより有意に早く解熱した。ウイルス発現量や IFN-alpha, IL-6, IL-8, IL-10 などサイトカインの活性はすべての群で差がなかった[33]。

中国からは麻黄，白茅根，葛根，桂枝，杏仁，乾姜，甘草からなる安体威（アンティウェイ）という中成薬について大規模な二重盲験ランダム化比較試験が出されている[34]。225 名の A 型インフルエンザの確診がついた患者を含む 480 名のインフルエンザ様症状を呈する患者を対象とした二重盲験ランダム化比較試験であり，安体威は解熱時間でプラセボより 17％早く，また関連症状スコアについては 50％下げ，いずれも統計的に有意であった。

方剤解説

●**麻黄湯**（麻黄，桂枝，杏仁，炙甘草）

●主治：太陽病傷寒（風寒表実証）

「傷寒（しょうかん）」（悪寒で始まる疾患の総称。詳しくは中医学道場「六経弁証」参照）初期であって，悪寒，頭痛，身体痛，無汗，咳嗽，呼吸困難，脈が浮緊であるもの。悪寒というのは，何もしなくても寒気がすることをいい，比較的強い寒気である。それに頭痛を伴い，汗が出ない，高熱が出ている，脈に緊張度があることが重要で，風にあたるとゾクっとする程度（悪風という）の軽い寒気や，ダラダラと汗が出る（自汗），脈が弱い場合に用いてはならない。そうした場合は，次の桂枝湯（けいしとう）を用いる。

症例１　**21歳　男性**

38.2℃の高熱に咽頭痛を伴って来院した。インフルエンザ迅速検査は陰性だったが，症状と発症時期から臨床的にインフルエンザと診断。ツムラ麻黄湯４包，コタロー桔梗石膏４包を１日４回分服させ，２日で治癒した。

●**桂枝湯**（桂枝，芍薬，炙甘草，生姜，大棗）

●主治：太陽病中風（風寒表虚証）

傷寒初期であって，悪風，頭痛，身体痛（いずれも麻黄湯の場合より弱い），汗が出る（自汗），鼻がぐずぐずする（鼻水が出る），脈は浮緩。つまり全体に麻黄湯の適応症より症状が弱く，脈にも緊張がない。これは病態が「軽い」場合もあるが，闘病反応が「弱い」場合もあるので，一概に軽んじてはならない。桂枝湯の服用後は熱い粥かうどんを食べ，暖かくして休む。じんわりと汗を書いたらすぐに衣服を替える，といった諸注意を要する。悪風であるが，項がこわばり，汗が出ない場合は葛根湯である。

症例2

私はたいてい，こういう症状のカゼを引くので，桂枝湯を1回に3包熱湯に溶かして飲む。2回飲んで汗をかくと治る。

また胃腸虚弱で悪心，腹満などを伴うカゼには，前述の香蘇散を用いる。

●**香蘇散**（香附子，炙甘草，蘇葉，生姜，陳皮）

●主治：風寒表証に気滞を伴い，悪寒，発熱，頭痛，無汗，胸苦しい，腹満，食欲不振などを呈するもの。一般のカゼでも，やはり1回に3包は出さないと効かない。1回3包を3時間ずつ3回。

さらに，寒気というより全身が芯から冷え，高熱は出ず，一気に体力が失せ，寝込んで起き上がれなくなるような場合は麻黄附子細辛湯（まおうぶしさいしんとう）を用いなければならない。

●**麻黄附子細辛湯**（麻黄，附子，細辛）

●主治：傷寒少陰病（陽虚・風寒表証）

悪寒が強く（ブルブル震える悪寒ではなく，身体が芯から冷え，特に四肢が冷える感じ），発熱は軽度で，汗が出ず，頭痛がし，身体が非常にだるく，ひたすら横になりたい，脈が無力であるもの。非常に体力が弱い人がカゼを引いて一気に衰弱したときの病態である。免疫応答が弱いから症状も軽く見えるだけで，二次感染を合併したり感染を機に心不全を生じて重症化しやすいから慎重に経過を見守る。脈が非常に無力であるときはこの病態を考慮する。

症例3　**カゼで寒気がするという触れ込みで来た80代女性**

聞けばもう2週間も前から「寒い寒い」と言っている。ちょっと頭痛もすると言う。脈を診るとまず手が冷たい。脈は沈軟弱。舌は腐苔。家族の話では，カイロをさせようとしても本人が嫌がって使わない。数日前にカゼだと思い体温を測ったら33℃しかなく，驚いてかかりつけのＫ病院に連れて行った。そこで「身体を温める漢方薬」が処方されたというから見せてもらうと
「葛根湯＋補中益気湯１週間」！！！
飲むとますます寒気が悪化したそうだ。
漢方をやる先生ならおわかりと思うが，典型的な，正真正銘の少陰病期（中医学道場，六経弁証参照！）である。陰陽ともに虚しているが陽虚が甚だしい。急いで陽を救わないと低体温症で取り返しがつかなくなる。前医の処方を止め，麻黄附子細辛湯を処方して徹底的に身体を温めるよう指導し，翌週再来を指示した。１週間後，患者はほぼ治癒した。「少陰病期に太陽病期の葛根湯を用いてはならない」ということが理解できない医者が漢方を出すと，こういうことをする。おかしな漢方は，とんでもない結果を引き起こす。きちんと「中医学道場」に目を通して勉強していただきたい。

●**大青竜湯**（麻黄，桂枝，炙甘草，杏仁，生姜，大棗，石膏）
●主治：表寒熱鬱
非常に高熱を発するインフルエンザには，本来，麻黄湯より大青竜湯（だいせいりゅうとう）が適する。強い悪寒，高熱，無汗，煩燥，身体が重だるく，脈は浮緊。医療用エキス製剤には存在しないが，生薬構成からすれば麻杏甘石湯（まきょうかんせきとう）２包に桂枝湯１包を合方すればよい。必ず強い悪寒高熱を発し，汗が出ない者に用いなければならない。悪風，自汗といった桂枝湯の適応症状を呈するものには決して用いない。

症例４　**アデノウイルス感染症**

臨床症状はインフルエンザそっくりだったが迅速検査の結果アデノウイルス感染症と判明した患者に用いたら３日で治癒した。

●**銀翹散**（ぎんぎょうさん）（連翹，金銀花，桔梗，薄荷，竹葉，生甘草，荊芥，淡豆豉，牛蒡子）
●主治：風熱犯衛（ふうねつはんえ）
保険収載の医療用エキス剤にはなく，また何かで代用することも不可能な薬で

ある。しかし新型コロナの初期で発熱を伴う場合はこの薬が最も頻用される。

風熱犯衛というのは，発熱があるが，寒気はわずかであり，むしろ熱感がする。その他は汗がすっきり出ない，頭痛，口渇，咳嗽，咽頭痛，咽頭発赤など感冒症状を呈する。これまで説明してきた諸方剤の適応と決定的に異なるのは，発熱の割に悪寒は少なく，むしろ悪熱する，という点だ。これは「悪寒で始まる疾患」つまり傷寒ではない。温病（うんびょう）である。日本の医療用漢方エキス製剤には，温病に対する処方はない。発熱の割に悪寒が少なく，新型コロナに日本のエキス漢方だけで対抗しようというのは無理がある。OTCのエキス剤は売られている。じつはドラッグストアチェーンでも置いている。そちらで買って飲むよう指示するのが正しい。

麻黄湯，桂枝湯，葛根湯，銀翹散の用法，用量は常の通りではない。まず3包を熱湯に溶かしてその場で飲ませ，毛布を掛けて30分ほど安静にさせる。OTCの銀翹散はクラシエが出しているが非常に生薬の量が少ないので，1回に4包飲まないと何も反応がない。4包飲んでやっと薄荷の味がしっかり効いてくる。いずれもじんわり汗をかいたらよく拭き取って，身体が楽になったら効くとみてよい。その後3，4時間おきに3包ないし4包（銀翹散）を同様に熱湯でよく溶かして飲み，麻黄湯，桂枝湯，葛根湯の場合は暖かくして寝，汗をかいたら衣服を着替えるよう指示する。桂枝湯の場合は，内服した後，熱い粥かうどんを啜るが，葛根湯，麻黄湯に関してそのような指示はない。また銀翹散は身体を冷やすための薬だから「身体を温めろ」などという指示はもとより存在しない。このようにして3回ほど服用させ，もし治らなければそれ以上服用しても無駄であって，診察をやり直さなければならない。

以上は，カゼ，インフルエンザ，新型コロナいずれも初期軽症の治療法である。しかしむしろ医療機関に来るのは，こじれてからの方が多いだろう。咽頭炎，気管支炎，熱が下がってはまた上がってぶり返す，消化器症状を伴うなど。漢方・中医学の古典『傷寒論』は悪寒で始まる病態を「傷寒」と総称し，その経過を太陽，陽明，少陽，太陰，少陰，厥陰（けっちん）という6つのステージ（六経）に分け，詳細に対応法を論じている。それらについては中医学道場3で解説するが，いくつか重要な方剤について紹介しておく。

●**小青竜湯**（しょうせいりゅうとう）（麻黄，桂枝，半夏，乾姜，細辛，五味子，芍薬，炙甘草）

●主治：風寒束表，水飲内停。あるいは，痰飲の喘咳。

風寒束表，水飲内停とは，悪寒，発熱，無汗，湿性咳嗽，希薄な痰，水様鼻汁などを伴うもの。痰飲の喘咳とは，ずばり喘息発作を意味すると解してよい。鼻水や薄い痰がたくさん出るカゼや花粉症，喘息発作のときの頓服に用いる。β刺激剤の吸入と同じで，即効性はあるが気道の慢性炎症を完治させるわけではないので，あくまで対症療法である。

処方例	ツムラ小青竜湯９ｇ毎食前

症例５　スギ花粉症

スギ花粉症の３月くらいの症状に使うことがある。ちなみに２月の寒いうちは麻黄附子細辛湯，４月に入り暖かくなったら荊芥連翹湯を使うが，何のことはない，花粉症で鼻詰まりがひどければ，点鼻ステロイドが一番よく効く。何でもかんでも漢方にこだわる必要はない。

●**小柴胡湯**（しょうさいことう）（柴胡，黄芩，人参，半夏，炙甘草，生姜，大棗）

●主治：少陽半表半裏

カゼが治らず数日を経て，熱が上がったり下がったりを繰り返し，そのたびに寒気と熱感が交代する（往来寒熱）。脇腹が張って苦しい，胸苦しい，食欲不振，悪心，口が苦い，など消化器症状を伴う。脈が弦（げん）といって弓の弦を張ったようにピンピンと緊張している。これは，傷寒が初期の太陽病期から変わって少陽病期となった兆候である。こうしたとき，小柴胡湯を用いる。急性肝炎の一時期の症状に似るため，昔は肝疾患にむやみと用いられ，間質性肺炎を起こす場合があることが知られるようになり，今はあまり使われなくなった方剤だが，上記のような場合には小柴胡湯でなければ治らない。咽頭痛を伴う場合は桔梗と石膏を加えた「小柴胡湯加桔梗石膏」を用いる。浮腫や水様便を伴うときは五苓散（ごれいさん）を加えた「柴苓湯（さいれいとう）」を使い，胸苦しさ，咳嗽，喀痰悪心，嘔吐など痰湿の症状が強ければ半夏厚朴湯と合わせた「柴朴湯（さいぼくとう）」として用いる。

処方例	発症して3，4日たった咽頭炎で細菌性の化膿所見を認めないものにツムラ小柴胡湯加桔梗石膏 7.5g，毎食前5日分。

●**麻杏甘石湯**（麻黄，杏仁，石膏，炙甘草）

●主治：外寒風邪，肺熱

一言でいえば気管支炎の薬である。発熱，咳嗽，呼吸促迫，呼吸困難，甚だしければ鼻翼呼吸。汗は有っても無くてもよい。桑柏皮を加えた五虎湯もほぼ同じ方剤である。痰が多ければ五虎湯と二陳湯を合方して五虎二陳湯として用いる。

処方例	激しい咳と膿性の痰を伴う急性気管支炎。ツムラ五虎湯 10g，ツムラ二陳湯 10g，毎食前と寝る前，7日分……と，ケフレックス 3c 分3。細菌性の気管支炎でも抗生物質はいらないという向きもあるが，一般診療ではなかなかそこまで踏み切れない。

●**防風通聖散**（荊芥，防風，麻黄，大黄，芒硝，白朮，桔梗，黄芩，甘草，石膏，滑石，山梔子，芍薬，川芎，当帰，薄荷，連翹，生姜）

●主治：辛温解表，清熱解毒

これについてはすでに説明したのでここではくり返さない。もともと痩せ薬じゃないんだよということは認識を新たにしていただきたい。構成生薬を見ると滑石，黄芩，甘草，桔梗，石膏，薄荷，防風，麻黄など清熱と解表の薬がずらりと並んでいる。くり返しになるが，これは咽頭から気管支にかけて広く炎症が広まったときに使うのが本来の使い方である。

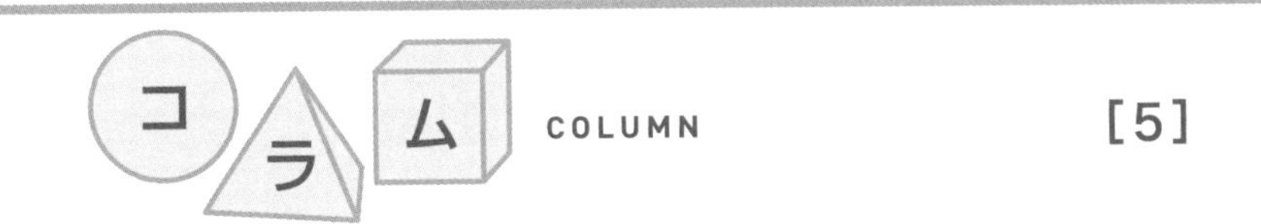

小柴胡湯についてもう少し

小柴胡湯で間質性肺炎が起こるというのは国試勉強で一度は習っただろう。しかし小柴胡湯の効果については誰も知らない。副作用だけ覚えて何の薬か知らないというのは，ちょっと変ではなかろうか。

小柴胡湯の作用は２つある。１つは，上に述べた傷寒（今の新型コロナみたいな感染症）少陽病期。傷寒が少し進行して，発熱し，熱は上がったり下がったりをくり返し，胸脇部が張って苦しい。その他にも傷寒のこのステージ，つまり少陽病には咳だの食欲減退，目がくらむなどいろいろな症状があるが，全部揃うことは少ない。熱感と悪寒がくり返す，往来寒熱というのは一番特徴的だと思う。こういう，きわどい中間地点にあるときに短期的（１週間は超えない）に出す。これが本来の小柴胡湯の使い方。後世に加わったもう１つはストレスにやられたときの代表薬。憂うつ，イライラ，怒りっぽい，口が苦い，脇腹が痛む，寝付きが悪いなどストレス性の症状に，元気がない，食欲がない，疲れやすいなどストレスで体力が落ちてしまっているのに使う。

中医学道場―❸　六経弁証

六経弁証(りっけいべんしょう)は傷寒(しょうかん)という疾患を扱う。傷寒とは要するに「悪寒」で発症する疾患すべてである。大方の感染症，炎症性疾患がここに入るはずだが，すでに述べたように「悪熱」で発症する温病(うんびょう)は通常別立てに論じる。

さて，傷寒はその進行程度により，太陽，陽明，少陽，太陰，少陰，厥陰(けっちん)の六段階（六病位）にステージ分類される。これが六経である。その全体像を掴むには，体温グラフを見てもらうとわかりやすい（図）。炎症性疾患が発症して体温がぐっと上がっていき，同時に悪寒や痛みが生じる初期が太陽，炎症の極期で稽留熱が続くのが陽明，炎症が長引いて治癒に向かうか，あるいは体力を消耗して炎症が弱まるかして熱が上下するのが少陽。ここまでは闘病反応が明らかで炎症所見が主体である。だが炎症がさらに長引くと五臓の機

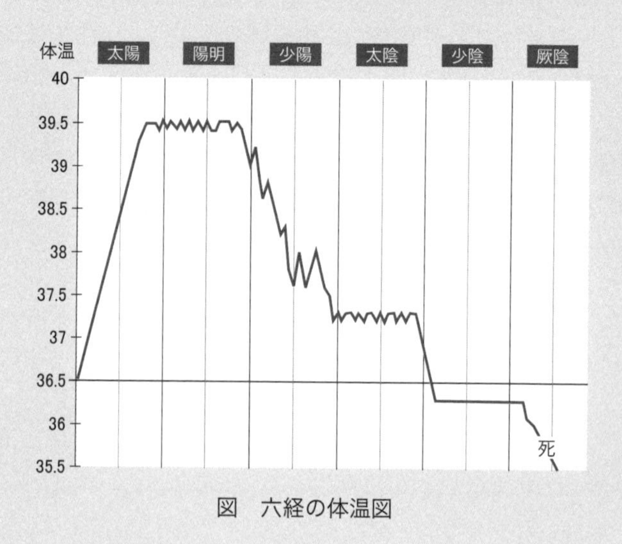

図　六経の体温図

能が傷害されて機能障害が正面に出てくる。主に脾胃（消化吸収機能全般）に傷害が目立つのが太陰，循環動態に異常が生じショックなどになるのが少陰，すべて破壊されて多臓器不全に陥るのが厥陰である。炎症性疾患で傷寒である場合は，この六経のどこに位置するかをまず把握しなければならない。

六経弁証は『傷寒論』という書物に詳しい。『傷寒論』は後漢の終わり頃初版が書き始められ，何度か散逸したり再編集を受けたりした挙げ句，宋代におおよそ形が整えられ，明代になって今に伝わる版本が完成した。傷寒を論じた書であるが，『傷寒論』に挙げられた方剤は同時にさまざまな慢性疾患，精神疾患にも応用できることが多く，方剤学の基本となっている。なお日本東洋医学会の『入門漢方医学』を含め多くの日本の『傷寒論』解説書は，この六経弁証について太陽，少陽，陽明，太陰，少陰，厥陰の順で並べ，陽明と少陽の順番を入れ替えている。これは間違いである。今に伝わる『傷寒論』の最も古い版は『宋板傷寒論』といわれる明の趙開美本で，それ以後，由来の確かなどの版本を見ても，すべて順番は太陽，陽明，少陽となっている。陽明と少陽の順番を置き換えたのは昭和の漢方医で，伝統に則った話ではない。

もちろん，実際の臨床では六経の順序は前後することも，数段飛

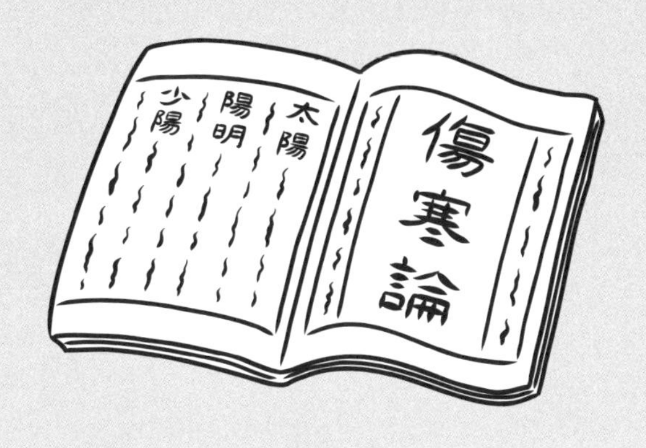

び越すこともある。いきなり少陰から始まる場合だってある。しかし最後の厥陰はともかく，太陽から少陰までの段階であれば，まずそのステージ分類を過たず，かつ個々の症状を詳細に捉えて適切な治療を行えば治せるというのが『傷寒論』の教えるところである。伝統医学なのだから，伝統を具現する古典は大切にしなければならない。古典の内容を改めるなら，それ相応の根拠を示すべきだろう。何も理由を挙げず古典の順番を変えてしまったのは，筆者には納得がいかない。

第8章

ウイルス性腸炎

POINT

- 嘔吐下痢でゲエゲエしているときはとりあえず五苓散
- 吐き気が強くて飲めなければ五苓散エキスをぬるま湯に溶かして注腸
- ただし高齢者のノロウイルス感染症は可能なら点滴でやった方がよい

ウイルス性腸炎，お腹のカゼ。最近はノロウイルス感染症が注目を浴びる。飲水不可能ならまず点滴しかない。だが嘔吐を止めるには，五苓散を注腸するという手もある。五苓散の臨床的エビデンスはないが，アクアポリン（aquaporin）チャネルに対する薬理機序が次々解明されてきている。患者が嘔吐下痢でゲエゲエやっているときに，漢方医なら脈と舌くらい見るだろうが，のんびり弁証している暇はない。早くしないと脱水で取り返しがつかなくなる。水が飲めるのなら，とりあえず五苓散を１包飲ませる。吐き気が強くて飲めなければ五苓散エキス１包をぬるま湯に溶かして，５ml の注射器で注腸すると吐き気が止まる。

ただ，筆者自身の経験からすると，高齢者のノロウイルス感染症は，点滴が取れるならやはり点滴でやった方がよい。生牡蠣というのは，どんなに新鮮でも当たるときは当たる。あれは牡蠣についているノロウイルスに感染するのだ。そして食い意地の張った私は，何回当たっても生牡蠣を食う。あるとき，例によって生牡蠣に当たってしまった。それで，あまりにひどい下痢に悲鳴を上げた私は，五苓散を６包一気に飲んでしまった。飲んだらたちまち下痢は止まった。止まったのだが，何とも腹が気持ち悪い。重苦しいというか，腹に熱が溜まっているというか，ともかく嫌な感じが続いた。下痢して出してしまいたいのだが下痢は五苓散で止まってしまっている。どうにもならないので，えーい，まさか50代の私がノロで死ぬなんてこともないだろうと覚悟を決めて睡眠薬を飲んで寝てしまった。翌朝には自然治癒していた。やはり，水分が摂れるか点滴ができるなら，ノロ感染で下痢を止めるのはよくないのである。50代の私だから自然治癒したが，高齢者ならどうなるかわからない。下痢に五苓散というのは，高齢者の場合水分摂取もできず，点滴もどうしてもラインが取れない場合の緊急避難と思っていただきたい。

方剤解説

●**五苓散**（ごれいさん）（猪苓，沢瀉，白朮（蒼朮），茯苓，桂枝）

●主治：蓄水（外有表証，内停水湿），霍乱，水湿内停，痰飲

蓄水は傷寒太陽病期に生じる水滞で，ウイルス性胃腸炎はこれ。霍乱は夏に冷たいものを取りすぎたときの嘔吐下痢。水湿内停は脾気虚（消化吸収機能が弱った状態）で生じる下痢症。

余談だが，ここで応用編の治療を１つ紹介しておく。急性ウイルス性胃腸炎は充分に下痢した方が治りがよい。ところが，炎症が治まらないのに下痢が先に止まってしまうことがある。腹部が膨満し苦しく，軽度発熱があるのに充分下痢せず，「にっちもさっちもいかない」状態になる場合だ。こういうときは，便秘のところで紹介した麻子仁丸を使って下してしまう。麻子仁丸２包を１回だけ服用すればよい。下痢すると，症状は格段に楽になる。ただしもちろん，水分と電解質補給を充分にしなければならない。

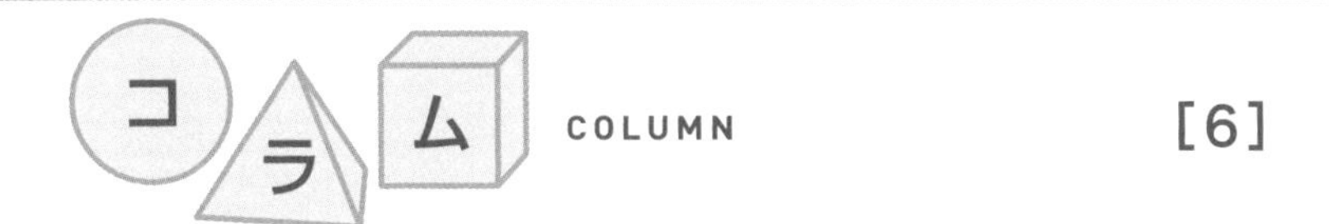

甘草の薬効

足がつるのに芍薬甘草湯が効くというのは整形外科医には広まっていて，よく処方される。だが嘆かわしいことに，1日3回1回1包30日分，などという処方をしばしば見かける。芍薬甘草湯は甘草の含量が多いので，こういう出し方をすると低カリウム血症を起こす。一方，この薬はきわめて即効性が高いから，「つったら2包」という頓用が正しい。中には「夜中かならずつる」という患者がいる。こういう人には眠前に一方飲ませてみるとよい。つらなくなることが多い。ともかく芍薬甘草湯をフルドーズで定期処方してはいけない。

甘草の低カリウム血症はかなり知られてきたが，おかしなことに甘草の効能効果は誰も知らない。これは変な勉強の仕方である。何の薬かわかって，次に副作用を覚えるというのが当たり前の学習法だろう。甘草の効果として代表的なのは，胃薬。胃腸の調子を整えないと，何を治療するにも始まらないという考えが漢方にはあって，そのために使用する。次に甘草はその名のとおり甘いので，飲みにくい漢方薬を飲みやすくするために使われる。第三の，あまり知られていない効果として，甘草は清熱薬，つまり抗炎症剤としても使われる。桔梗湯などに大量に入っているのがその例である。だから「甘草が低カリウムを起こすなら，甘草抜きでやればよい」とはいかないのである。

第9章

高齢者の疼痛

POINT

- エビデンスは少ないが，有用な方剤は多い
- 高齢者が慢性の関節痛を訴えたら，まず葛根加朮附湯を試みる
- 高血圧，頻脈性の不整脈を有する患者には桂枝加朮附湯
- 高齢者の痛み痺れでは牛車腎気丸，葛根加朮附湯を試し，さらに疎経活血湯を足す

高齢者の疼痛について高い Quality of Evidence をもつ漢方薬は存在しない。「kampo chronic pain」で PubMed 検索をかけても総論しか出てこない。総論なら筆者がこの本で書いていることで充分なわけで，英語だからといってあまり参考にならない。桂枝加朮附湯にだけ，小規模の case series があるに留まる。にもかかわらず，実臨床において高齢者の慢性疼痛について漢方の有用性は高い。そこで本章ではエビデンスについては基本的に論じず，方剤解説のみを行う。

方剤解説

●**葛根加朮附湯**（かっこんかじゅつぶとう）（葛根，麻黄，桂枝，生姜，炙甘草，芍薬，蒼朮，附子，大棗）

●主治：寒湿痹による関節痛，冷え

これは三和製薬という会社が出している数少ないエキス剤である。保険収載もされている。リウマチであれ，腰椎圧迫骨折であれ，変形性膝関節症であれ，高齢者が慢性の関節痛を訴えたらまずこれを試してみる。証などあまり考えなくてよい。整形外科で，「年齢から来るものでどうにもならない」と言われ湿布と鎮

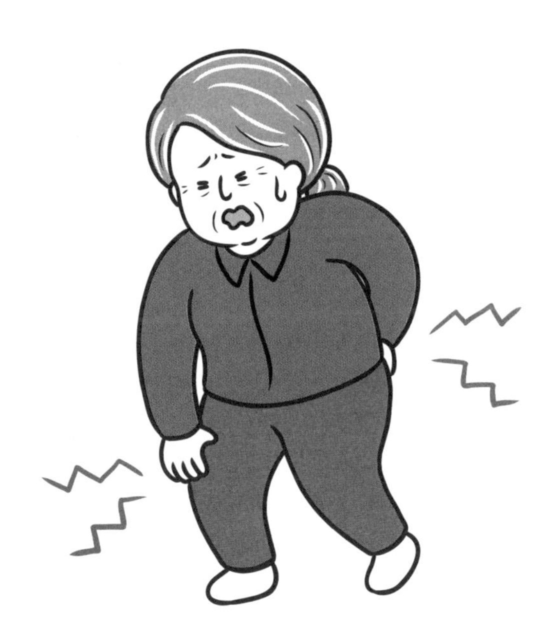

痛剤を出されて終わりだったらこれを出すと，だいたい３割良くなる。３割バッターが名打者である如く，整形で歳のせいだと言われたものの３割をよくできれば上出来である。ただし，麻黄を含むので高血圧，頻脈性の不整脈を有する患者には要注意である。その場合は次の桂枝加朮附湯を出す。

●**桂枝加朮附湯**（けいしかじゅつぶとう）（桂枝，芍薬，大棗，生姜，蒼朮，甘草，附子）

●主治：同上

これも使い方は同じ。整形で「歳だからどうにもならない」と言われ，高血圧や頻脈性の不整脈などで上記の葛根加朮附湯が使いづらいと思えばこれを出す。証など考えなくてよい。両方剤とも附子末を１ｇか２ｇ足すとよい。例えば，三和葛根加朮附湯５ｇ，三和加工附子末２ｇ　朝夕食後。なお麻黄や附子のようなアルカロイド含有生薬は食後の方が吸収がよい。

Nakanishi M らは帯状泡疹後の疼痛を有する高齢者 15 名に対しツムラ桂枝加朮附湯とツムラ修治附子末で治療し，VAS index による痛み評価で 76.5％が改善を示したと報告している[(40)]。

浮腫を伴ったら，桂枝加苓朮附湯があるが，正直エキス剤では桂枝加朮附湯との効果の差はほとんど感じられない。むしろ五苓散を足した方がマシだと思う。

加齢に伴う足腰の冷えと下肢関節の痛みなら，認知症のところで紹介した八味地黄丸や，そのバリエーションである牛車腎気丸を用いてもよいが，いずれも三和加工附子末を１ｇ～２ｇ追加する。

●牛車腎気丸（熟地黄，山薬，山茱萸，沢瀉，茯苓，牡丹皮，肉桂，炮附子，牛膝，車前子）

●主治：腎陽虚で腰が重く足が浮腫むもの

腎陽虚は八味地黄丸のところで説明した。それに水滞（水の巡りの悪さ）が加わって足腰が重だるく浮腫むのであれば牛車腎気丸を用いる。ツムラの牛車腎気丸は附子の薬効がきわめて弱いので，痛みを取るためには三和加工附子末を１～２ｇ追加しないとまったく効かない。

処方例	高齢で足腰が冷え，膝や腰が痛むものに，ツムラ牛車腎気丸５ｇ，三和加工附子末２ｇ，朝夕食後。

中医学道場１の気血津液弁証で説明したが，血瘀といって，末梢循環が悪くなるために諸関節が痛む場合がある。そのときは以下の方剤を考える。

●疎経活血湯（当帰，芍薬，熟地黄，蒼朮，牛膝，陳皮，桃仁，威霊仙，川芎，防已，羌活，防風，白芷，竜胆草，茯苓，甘草）

●主治：風湿痹，血虚，気滞血瘀

全身の関節痛，痺れに用いる。気や血の巡りが悪くなって（気滞血瘀）痛みや痺れを起こし，水の巡りも悪くなって「湿」という状態を呈する。浮腫，関節が動かしにくい，四肢が重だるいなどの症状を呈する。舌の色つやが悪く，赤みが淡い，舌の赤みにまだらがあるなどが目印になる。上記の各方剤と合方してもよい。

処方例　ツムラ疎経活血湯５ｇ，三和葛根加朮附湯５ｇ，三和加工附子末１ｇ　朝夕食後。

●**薏苡仁湯**（よくいにんとう）（当帰，芍薬，薏苡仁，麻黄，肉桂，炙甘草，蒼朮，生姜）
●主治：寒湿痺
身体が冷えて，浮腫んで重だるく，疼痛，痺れを伴うときに用いる。八味地黄丸や牛車腎気丸のような腎陽虚の薬と併用してもよい。

処方例　ツムラ薏苡仁湯５ｇ，ツムラ牛車腎気丸５ｇ，三和加工附子末１～２ｇ　朝夕食後。

ちなみに，葛根加朮附湯と疎経活血湯と薏苡仁湯は区別がつけられないという人が多いだろう。気滞血瘀が伴えば疎経活血湯であるし，寒湿痺なら薏苡仁湯といっても，実際には合併している人が非常に多い。高齢者の痛み痺れでは，それほど症状が強くなければ牛車腎気丸，症状が強ければ葛根加朮附湯を試し，効果が充分でなければ疎経活血湯を足していく。葛根加朮附湯に薏苡仁湯を合わせると麻黄の量が多すぎて望ましくない。

●**呉茱萸湯**（ごしゅゆとう）（大棗，呉茱萸，人参，生姜）
●主治：肝胃虚寒
冷え症の習慣性頭痛に使う。冬場頭痛が強くなる，エアコンで頭痛がする，などの症例が適応である。なお「雨が降る前の頭痛（低気圧に伴う頭痛）」は五苓散で，呉茱萸湯ではない。

処方例　ツムラ呉茱萸湯５ｇ朝夕食後。あるいは頭痛の直前２包頓服。

他にも大防風湯，二朮湯などさまざまあるが，初学者はだいたい上記だけ覚えておけばよい。

症例　**75歳　女性**

慢性頭痛で鎮痛剤を併用しているが頭痛は止まらず，次第に薬が増え，ナラトリプタン塩酸塩（アマージ）を毎日２回飲んでも止まらず，薬物依存性頭痛に陥った。呉茱萸湯を処方したところ次第に鎮痛薬が減り，ナラトリプタンは１日１回から，さらに減少して飲まなくてすむ日も出て薬が余るようになった。

第 10 章

冷え症

POINT

- 冷え症という疾患概念はなかったが，ICD-11 で認められるように
- 漢方や中医学では昔から冷え症を病態と捉え，治療法を編み出してきた
- 加齢に伴う冷えのファーストチョイスは八味地黄丸
- 女性の冷え症には当帰芍薬散・桂枝茯苓丸・女神散・加味逍遙散を使い分ける

冷え症，というのがあって，これがなかなか厄介である。

2022 年 1 月より，ICD（疾病及び関連保険問題の国際統計分類）-11 が正式に発行された。ここで，従来までの ICD-10 までにはなかった伝統医学の疾病概念が正式に ICD 分類に入った（伝統医学分類，TM1）。この中には「冷え症」というコードもある。もっとも 2022 年にやっと発行したばかりなので，これにもとづく研究はまだこれからだ。

ICD に載ろうが載るまいが，手足，特に下半身が冷える人は多い。漢方やその源流である中医学（筆者の専門は中医学だが）は「冷え症」を昔から病態と捉えていて，その治療法を編み出してきた。

一口に冷え症といっても，その原因はさまざまである。オパルモンを出して全然効かない冷え症多いでしょう？　原因をしっかり診断していないからだ。

ICD-11 が普及すれば冷え症が疾病である以上，どういう冷え症なのか，というような研究が進むだろうが，今はまだその状態に達していない。

中国伝統医学では，冷え症は下記の原因で起こるとされている。

1．老化によるもの
2．女性の更年期や閉経以後のホルモン状態によるもの
3．若くても体力が不足しているもの
4．情緒不安定によるもの

これらによって冷え症は生じる。だからその原因によって，治療法は異なる。

とは言え，冷え症なのだから，身体を冷やすような日常生活をしてはいけない。夏，クーラーの効いた部屋にいなければならないのなら，腹巻きをして厚手の靴下をはかなければいけない。冬場は身体を温めるような食べ物を摂ること。もちろん唐辛子がきいたものでもいいが，辛みが苦手な人はショウガを切って陰干ししたものを鍋などに加えるとよい。ショウガは「生姜」と書くでしょう。あれは八百屋で売っている「生のショウガ」である。生のショウガに身体を温める作用はない。それをスライスして陰干しすると，非常に個性が強い，「乾姜（かんきょう）」，つまり干したショウガになる。生の生姜は魚の臭み消し，腐敗防止に使われるが，乾姜は身体を芯から温めるのに使うのである。どちらもれっきとした生薬だ。

なかなか薬の話に辿り着かない。しかし昔から中医学では「名医は未病を治す」と言い，日頃の心がけで健康を維持するのが名医なのである。よって冷え症に悩む人はまず上記を実践すること。

処方解説

(1) 加齢に伴う冷え症

●八味地黄丸（はちみじおうがん）

●主治：腎陽虚

老化によるものは，ある程度どうしようもない。しかし筆者は昔，夜に足が冷えて眠れないという80代の女性に八味地黄丸を出した。まだ経験が浅かったので，1回1包1日3回で出した。そうしたらその晩，高血圧緊急症で救急搬送されてしまった。

参ったなあと思い，別の薬にしたが，当の本人，あの薬を飲むと確かに血圧は上がったが足の冷えはなくなって気持ちよかったと。それで息子が隠した棚から息子夫婦が寝静まるのを待って，あの八味地黄丸を2，3粒，ペロッと舐めたそうである。そうしたら血圧も上がらず冷えも収まって丁度良い。という話を次回外来でされて，息子さんが怒り出してしまって対応に苦慮したという落ちが付い

ている。

ともかく加齢に伴う冷えのファーストチョイスは八味地黄丸だ。ただし高齢者には眠前1包から始めて様子を見ながら増量すること。

(2) 女性の冷え症その1

●当帰芍薬散（とうきしゃくやくさん）

●主治：血虚，脾虚湿盛

高齢者に特化した話ではないが，冷え症は圧倒的に女性に多いのでその話をしておく。女性は若い頃から冷え症の人が多い。これについて中国伝統医学（中医学）では，女性は生理で大量の血を失うから冷えると考えている。血というのは，全身を巡り体温を保つ液体なので，それが毎月どっと失われるとどうしても冷え症になる。

血が失われるのだから，血を補えばよい。その基本薬は四物湯だ。だが中医学には気と血はセットであるという考えがあり，血を補うのなら気も補えという話になる。それは十全大補湯だ。

いやいや，単に補うだけではダメだ，補ったら巡らせなければいけないという考えもあって，そこで出てくるのが当帰芍薬散だ。これは血を補うだけでなく，巡らしもする。ただし気血を補う能力そのものは四物湯や十全大補湯より弱い。月経による冷えだけならこれだけでよい。当帰芍薬散の適応症を説明するのに，竹久夢二が書いたような女性だという人がいる。こういうのを口訣（くけつ）と言って，日本漢方は重宝がるが，私は好きじゃない。好きじゃないが，この表現はじつに的を得ている。

更年期障害だ，更年期以後の障害の1つだとなるとまた別の薬になるが，今回はここまで。

(3) 女性の冷え症その2

●桂枝茯苓丸（けいしぶくりょうがん）

●主治：下焦，血瘀

桂枝茯苓丸はそもそも冷え症の薬じゃありません。終わり。なんだけれども，現実にはよく冷え症に使われている。もとはといえば，この薬は何らかの女性器の腫瘤に用いるものだった。下腹部に腫瘤を触知し，痛み，それに関連して月経不順，月経困難を伴うときに使ったのである。当然こういう状態では性ホルモンが乱れているから，上半身がのぼせ，下半身が冷えるということもある。そこからどうも冷え症の薬ということになってしまったようだ。

桂枝茯苓丸で女性器の腫瘤が治るとは思えない。しかし腫瘤によるものであってもなくても，月経不順や月経困難症に伴う冷えのぼせの病理は同じだろうから，現代ではそういう時に用いる。つまり，月経不順も月経困難もないのに冷えるという人は本来適応でない。冷え症に桂枝茯苓丸を使ってみたけど効かないなあという人は，そこを確かめるとよい。

（4）女性の冷え症その3

●女神散（にょしんさん）

●主治：気血両虚の気滞，心火旺

先ほどは本来女性器に腫瘤があって女性ホルモンが乱れて，という話をして桂枝茯苓丸の説明をしたが，腫瘤なんかなくてともかく更年期障害で月経不順で冷えのぼせがあるのは女神散（にょしんさん）だ。この場合，冷えは二の次で上半身がのぼせる方がひどい。更年期の冷えのぼせのファーストチョイスと思ってよい。

●加味逍遙散（かみしょうようさん）

●主治：肝気鬱血，血虚，脾虚，肝熱

加味逍遙散とどう違うか。加味逍遙散は，情緒不安定，精神的ストレスが加わっているときに使う。そういう状況下で月経不順が来て上半身がのぼせて下半身が冷えるなら加味逍遙散だ。昔，筆者が東北大学の漢方内科にいたとき講師だったS先生は，女性というとこれを出していた。多分歩留まりが良かったのだろう。しかし情緒不安定，精神的ストレスが病態に絡んでいなければ，適応ではない。きっと彼の外来にはそうした女性が多く集まったのだろうと思う。

追記。更年期症状に精神的ストレスは必ず絡む。だからどちらがもとなのかという話である。更年期が先なら女神散だし，精神的ストレスがもとにあるなら加味逍遙散だ。実際は，この区別は難しい。

（5）男性の冷え症

男性で冷えのぼせというのは少ない。が，いないわけではない。これはもう間違いなくストレスである。中間管理職で上から売り上げをうるさく言われ周囲とも孤立しどうしたこうした。そんな人だ。だからそういう人は状況が変わらない限りあまり良くならない。ただ，受け止め方で多少は変わってくるので抑肝散を出す。１回２包，朝晩２回。しかし長いことストレスで痛めつけられていると，気力体力の根本のようなものが失せてくる（中医学用語なら腎虚になる）。したがって抑肝散に八味地黄丸を足す。朝晩２回，１回１包。抑肝散でストレスを受け止められるように一息つかせ，八味地黄丸で元気をつけてやる。まあ先ほども言ったように，状況が変わらなければ根本解決には至らないが，どうにか凌げるようになることは多い。なお男性にこだわることはない。筆者は以前，女性経営者の患者にこれを出して良かったことがある。女だてらにバリバリ働くのは，すごいストレスのようだ。

第 11 章

熱中症，脱水

POINT

- 熱中症になってしまったときは点滴で補液をするのが一番
- 点滴を取れないときは白虎加人参湯
- 清暑益気湯は予防薬

割と知られているのが清暑益気湯（人参，白朮，麦門冬，当帰，黄耆，陳皮，甘草，五味子，黄柏）だが，これは熱中症の予防にはなっても治療には使えない。熱中症になってしまったときは点滴で補液をするのが一番である。しかし高齢者は脱水になっていると点滴が取りにくい。血管が見つからないし，見つかってもすぐ逃げるし，刺したと思ったら破ける。そういう，どうしても点滴が取れない熱中症のとき知っていて損はないのが白虎加人参湯だ。構成生薬は石膏，知母，生甘草，粳米，人参。石膏が主役で解熱させ，知母はそれを助ける。甘草もここでは清熱薬（解熱薬）として使われている。甘草という生薬は，炙甘草にすると胃腸薬として作用し，生のまま使うと清熱薬になるのだ。粳米は米そのものだから米が主食の日本人にはあまり関係がないが，人参はここでは元気を出すためというより育陰といって身体に潤いを付けるために使われている。

処方例	熱中症になってしまって点滴が取れない場合，ツムラ白虎加人参湯を２包，冷たい水で飲ませる。熱中症だからお湯で溶かすのではない。冷たい水で一気に飲ませるとよい。あの粉が飲めない人はオブラートで包む。

熱中症予防には清暑益気湯。これは朝晩1包ずつをやはり水で飲ませる。薬を飲むときに水分摂取するから熱中症を防げるんじゃないかという突っ込みは勘弁して欲しい。これは漢方の本である。

方剤解説

●**清暑益気湯**（せいしょえっきとう）（黄耆，人参，麦門冬，白朮，当帰，五味子，陳皮，黄柏，炙甘草）
●主治：気津両虚
気と，体液成分（津液（しんえき））がともに不足して（中医学道場「気血津液弁証参照」），全身倦怠，無力感，口渇，熱感，無力な頻脈などを呈するもの。清暑益気湯は構成の異なる方剤が2つ伝わるが，これは日本のエキス剤の生薬構成である。気，血，津液を補うのが主で清熱の生薬がほとんどないため，熱中症の予防には使えても治療には使えない。

●**白虎加人参湯**：知母，石膏，甘草，粳米，人参
●主治：気分熱盛
この説明はすでに済ませた。

中医学道場——❹　八綱弁証

すでにさまざまな方剤の主治で虚とか寒とかいう言葉がちらちら出てきた。疾病の状態を虚実，寒熱，表裏，陰陽という４次元で解析するのが八綱弁証である。

虚というのは，本来備わっている気，血，津液などの機能が低下することである。それぞれ気虚，血虚，陰虚という。なぜ津液の虚だけ変わった呼び方をするのかは後で説明する。実というのは体力が充実しているのではなく（！）そこに何らかの病因が存在することを意味する。病因を邪といい，外因性の外邪，内因性の内邪，生活習慣などによる不内外因に分かれるが，そのいずれにせよ，そこに何か病邪が存在していることが実である。したがっ

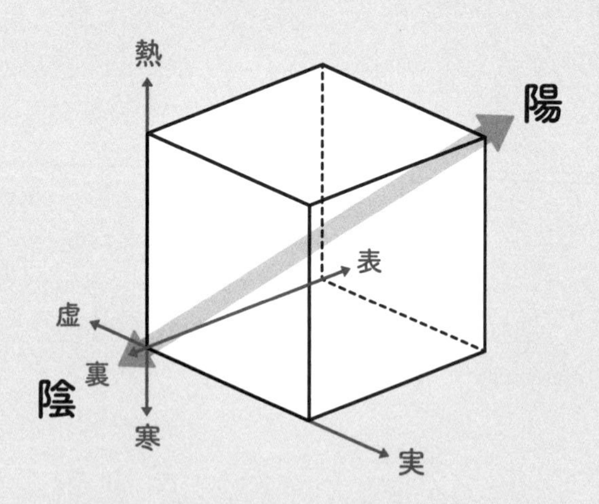

①「虚実」②「寒熱」③「表裏」を立方体で考えると，虚・寒・裏の方向が「陰」，実・熱・表の方向が「陽」，すなわち各面の尖端を結ぶ流れが，④「陰陽」となる

てじつは邪実とも呼ばれる。日本の漢方流派の一部には，実とは体力が充実していることと説明するものがあるが，体力が充実していれば問題はないのであって，意味を為さない。またそんな記述をしている古典は中国にも日本にもない。体力が充実していて云々というのは昭和の漢方医らが言い出した作り話である。

寒熱というのは要するに患者本人が寒気を感じるか，熱を感じるかの違いである。これは疾患の種類に関わることであり，それが時に根本的な治療の違いにつながることは，すでに傷寒と温病の違いとして述べた。

表裏は疾病の進行状態を表す。疾病が初期であって，非特異的免疫で抑えられる程度のものは表である。進行して臓器に異変が生じるのは裏である。表裏は相対的であって，例えば鼻カゼが表なら咽頭炎は比較的裏，気管支炎はさらに裏，肺炎は最も裏である。がんははじめから裏に生じる疾患である。

陰陽は非常に総合的な概念である。一般に自然現象すべてにおいて，エネルギーポテンシャルが高く，エントロピーが増大する方向性を陽といい，その逆を陰という。昼が陽なら夜が陰，太陽が陽なら月が陰，天が陽なら地が陰。これを気，血，津液に応用すると，気に比べて血は物質であるので陰，津液は液体であってそれ自身動く力はないから最も陰となる。だから津液の虚を陰虚と呼ぶのである。陰陽を鑑別してもすぐ治療法が決まるわけではないが，陰陽を間違えると根本から診断を誤る。

第12章

泌尿器疾患（頻尿，尿路感染）

POINT

- 高齢者の夜間頻尿のファーストチョイスは牛車腎気丸だがいまいちパットとしない
- 腎虚の尿漏れに八味地黄丸を合わせる

「Pollakiuria，traditional Chinese medicine」でPubMed検索をしたところ，出てきたのは牛車腎気丸のラットのデータだけ。「Pollakiuria，kampo」では何も出てこない。「Overactive bladder，kampo」だと猪苓湯のデータが出てくるがこれもラットだ。初版を書いたときから全然進歩していない。したがってエビデンスを提示するのは諦める。

高齢者の夜間頻尿はしばしば問題となる。ファーストチョイスとして試してみるのは牛車腎気丸だが，筆者の印象では，あまりぱっとしない。そのほか，真武湯（しんぶとう）とか，清心蓮子飲（せいしんれんしいん）とか，思いつく方剤は多いのだが，どれも皆「ぱっとしない」のである。バップフォーでも使っていた方がいいんじゃないの，というのが筆者の偽らざる感想である。おそらく，煎じ薬を使う先生方からは，強い反論があるに違いない。煎じなら，効果はまったく異なる。だが本書は初学者を対象としており，煎じ薬は考慮できない。

もっとも，稀に著効例を経験することがある。つい先日，不眠の高齢男性が受診した。不眠には単純にデエビゴを出したのだが，夜間頻尿があるというので八味地黄丸を併せた。私としては「ほんの添え物」のつもりだったので朝晩1包ずつ出しただけだ。そうしたら再診のとき，「デエビゴはとてもよく眠れました。あの漢方もちょい漏れがなくなってとても良いです」と言われた。ちょい漏れのことは初診では言っていなかったが，じつはあったのだ。八味地黄丸というのは，こういうように高齢者の腎虚に「さりげなく」効く。

症例　**中年女性と頻尿の高齢男性**

　緊張すると尿意が我慢できなくなる中年女性に，清心蓮子飲が劇的に効いたことがあった。ツムラの牛車腎気丸は本当にあまりぱっとしない。

　頻尿の高齢男性患者に八味地黄丸を出したら，声を潜めて「じつはこれを飲みだしたら朝元気がよくなって」と言われることがときどきある。むしろ「そっち」に効くのかもしれない。

第13章

免疫低下（多剤耐性菌など）

POINT

- **全身状態が悪く，免疫低下などの高齢者病態には補中益気湯**
- **こうした効能効果をもつ薬剤は西洋医学に存在しない**
- **補中益気湯はフレイルな高齢者に効く**

補中益気湯の意図するところは，胃腸の消化吸収機能を強化し，栄養状態を改善し，同時に免疫力を回復させ慢性炎症の治癒を促進させるところにある。したがって慢性閉塞性肺疾患（COPD）で栄養状態が不良なときや，胃腸が虚弱で免疫力が低く，炎症性疾患や感染症が治癒せず長引くときに使用できる。高齢者にしばしば見かける病態として，繰り返し発熱して感染症が疑われ，背景に栄養不良，免疫力低下があることが想定される場合，この方剤を用いる。こうした効能効果をもつ薬剤は西洋医学に存在しない。

高齢者で，全身状態が悪く，免疫力が低下し，多剤耐性菌が常在化し，肺炎，尿路感染を繰り返す患者は多い。そのたびに抗生物質で叩いても，根本となる体力低下はいかんともしがたく，西洋医学の医者ですら「全身状態が悪い」「体力がない」という，よく考えるとどう定義してよいかわからない説明をせざるを得ない。これぞフレイル，という患者である。そして，こういう場合に用いる漢方方剤こそ，補中益気湯なのだ。

エビデンス

補中益気湯については，最近，高山真先生と北原先生が画期的な論文を出した。

フレイルな高齢者で，補中益気湯を飲んでいた群と飲まない群を後ろ向きに比較したところ，補中益気湯服用群で有意に MRSA が少なかったというのである。今は臨床研究法のせいで，なかなか前向き研究をやるのが難しい。後向き研究ではあるが補中益気湯が MRSA を減らすということがきちんと示されたのは，これが初めてである [35]。

ところで補中益気湯というと，なんだか弱々しい人の体力改善薬のように思われている節もあるが，もともとの由来はまったく異なる。

方剤解説

●**補中益気湯**（黄耆，炙甘草，人参，当帰，陳皮，升麻，柴胡，白朮〈蒼朮〉）（ツムラは蒼朮を用いているが，ここはコタローやクラシエのように白朮を用いるのが本来である）

●主治：気虚下陥，気虚発熱

痩せてナヨナヨとして元気がない人の栄養ドリンク，という補中益気湯のイ

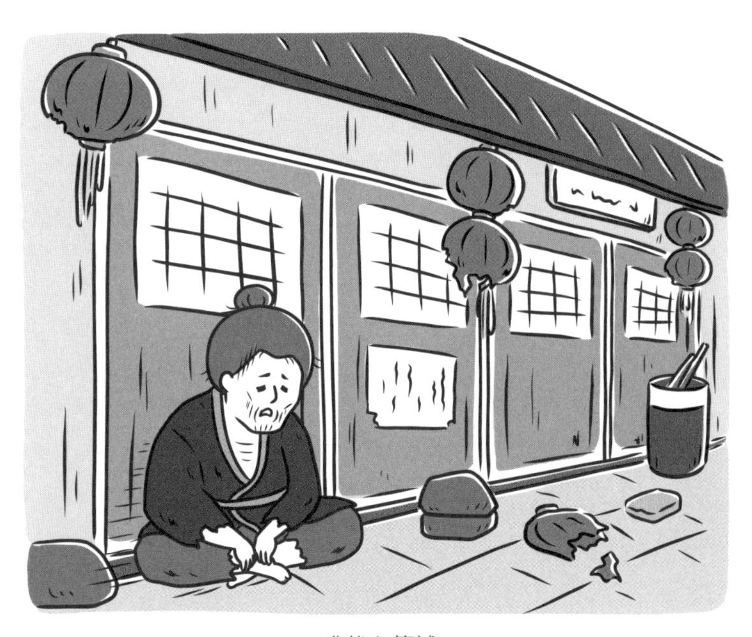

悲惨な籠城

メージは気虚下陥に該当する。だが李東垣(りとうえん)が補中益気湯を作ったとき，彼のいた国「金」は都をモンゴル軍に攻められて，落城の危機に瀕していた。城内では消化器症状を伴う感染症が蔓延し，悲惨な状況だった。李東垣は著書（『内外傷弁惑論』）に記している。「食べ物がなく，消化器系が衰えて体力が消耗し，そこに感染症が蔓延した。外因性の感染症を治療するだけでなく，消化器系を強めて体力を回復させなければ病気は治らない」「消化機能を回復させ，元気を出させ，そのうえで外来の感染症を治療すれば治すことができる」。これが補中益気湯の方意であり，「気虚発熱」とはそのことである。つまり，身体を守る気が虚しているところに感染症が起きて発熱しているのだ。気を鼓舞しながら外因に対処せねばならない。

フレイルな高齢者で，免疫力が低下し，MRSA などの弱毒菌によってしばしば肺炎や尿路感染を発する場合の抜本的改善策として，この方剤を用いる。このエビデンスは先ほど紹介した。

処方例	コタロー補中益気湯３包毎食後。

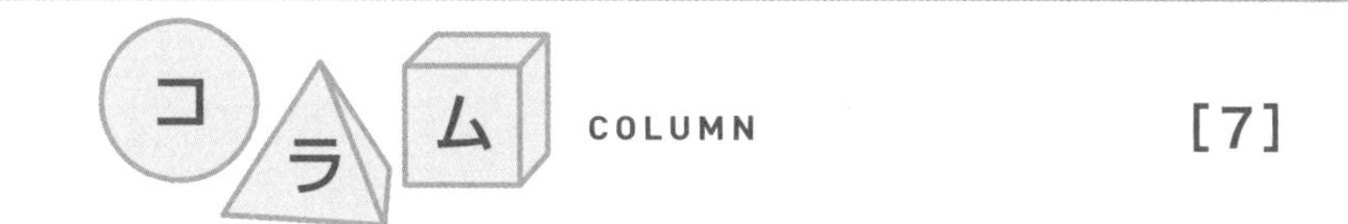

慢性疲労症候群に漢方は効くのか？

慢性疲労症候群に補中益気湯というのはよく聞くが，実際に効いた症例は乏しい。まあ筆者が大学時代やっていた漢方内科は，心療内科などが持て余して送ってくる症例が多かったが，そのバイアスを加味しても補中益気湯や十全大補湯が効いた例は記憶にない。一例だけ，柴胡桂枝乾姜湯が劇的に効いたことがあるが，私は柴胡桂枝乾姜湯の薬効薬理をきちんと理解できておらず，ダメもとで出したのでなぜ効いたか説明できない。柴胡桂枝乾姜湯というのは精神的ストレスが絡むときに使うから，その人は本当の慢性疲労症候群ではなかったかもしれない。本来の慢性疲労症候群に効く漢方薬があるかどうか，筆者は知らない。

第 14 章

老人性瘙痒症

POINT

- 老人性瘙痒症には何はなくとも当帰飲子

すでに記したとおり，老人性瘙痒症のガイドラインには八味地黄丸があげられているそうだが，私は信じない。八味地黄丸は身体を温めてしまうので，かえって瘙痒が悪化するのではないかと思う。老人性瘙痒症には，何はなくとも当帰飲子(とうきいんし)である。冬場になるとウレパールやオイラックスHを塗りたくる人によい。もし中医学にこだわりたければ，これは腎陰虚であるから六味丸を併用する。しかし併用しなくても大抵当帰飲子で治る。

方剤解説

- **当帰飲子**（当帰，芍薬，川芎，生地黄，白疾藜，防風，荊芥，何首烏，黄耆，炙甘草）
- 主治：血燥生風

血燥生風が何かを考えるより，高齢者の皮膚が乾燥してかゆみを訴えるのは尽くこの方剤の適応「証」である，と考えていい。

処方例	ツムラ当帰飲子５ｇ朝夕食後

第15章

脳卒中後のリハビリテーション

POINT

- Neuroaid：日本ではネット通販でしか手に入らないが

ここで紹介するのは，Danqi Piantang Jiaonang, 別名をNeuroaidという中成薬だ。日本では販売されていないが，グーグルで「neuroaid」と検索するとネット販売のサイトが見つかる。Neuroaidは黄耆，丹参，牡丹皮，川芎，当帰，紅花，桃仁，遠志，石菖蒲，水蛭，土虫，牛黄，全蝎，羚羊角からなる中成薬で，カプセル剤だ。605名の二重盲験ランダム化比較試験でComprehensive Function Score component of the Diagnostic Therapeutic Effects of Apoplexy scaleを有意に改善させたというデータ[36]があるが，一方で1,100名の二重盲験比較試験ではmodified Rankin Scaleに差を認めなかったという[37]。２つの大規模試験の結果は一致せず，実物を使ったことがない筆者には何とも判断しかねるが，中国では基礎，臨床ともに多数のデータが出ている。

第16章

不眠

POINT

- 高齢者の場合，配偶者の死別でPTSDになることも
- そんな時には酸棗仁湯

高齢者がハルシオンでは眠れないので良い漢方薬はないかといって来たので迷わずデエビゴを出してしまった。というのも，高齢者の不眠にはあまりよく効く漢方薬がないのだ。高齢者の不眠は，大抵年季が入っている。何十年と入眠剤，安定剤を飲みつけている人が多い。ベンゾジアゼピン系の入眠導入剤は夜間トイレ歩行時のふらつき転倒を起こすので，本当は望ましくないのだが，もう何十年と飲みつけている人の薬を止めるのは事実上困難である。私自身は長年ベンゾジアゼピン系を愛用してきたが次第に耐性がついてしまったので人に勧められてデエビゴを試したら非常に良い。ただ夢をやたらと見る。私は愚にもつかない夢しか見ないから気にならないが，中には悪夢を見るといってこの薬を嫌う人もいる。こういう時こそ漢方だと思うのだが，自分を治せないのに他人を治せるわけがない。

認知症の昼夜逆転に抑肝散が効くことは，すでに認知症の章で述べた。PTSD（心的外傷後ストレス障害）であれば，柴胡桂枝乾姜湯（さいこけいしかんきょうとう）の小規模なランダム化比較試験（RCT）がある[38]。ただし対象は高齢者ではなく成人だ。高齢者のPTSDというと，多くは配偶者との死別である。エビデンスがあるのは柴胡桂枝乾姜湯であるとしても，高齢者が配偶者と死別したときに用いるのはほとんど酸棗仁湯（さんそうにんとう）であることが多い。抑肝散にしろ柴胡桂枝乾姜湯にしろ柴胡が入っている。柴胡が入った漢方薬を飲むと眠くなると言う人は多い。多分それが正常なのだろう。

私のように不眠何十年というような人間は，柴胡ぐらいではびくともしない。高齢者の不眠に「身体が冷えて眠れない」と言う人がいる。冷え症の不眠で高齢者ならば第一選択は八味地黄丸だ。三和の加工ブシを必要に応じて足すとよい。

話は脱線するが，バッハにゴールドベルグ変奏曲という名曲がある。元はチェンバロのために書かれた変奏曲だが現代ではピアノでもよく演奏される。あれはもともと不眠に悩むゴールドベルグ伯爵という人の治療のために作られたのだそうだ。しかしグレン・グールドの名演奏を聴くと，最高に活発で変化に富んでおり，あれで眠れるとは到底思えない。素晴らしい名曲ではあるがゴールドベルグ伯爵の不眠には効かなかったのではないだろうか。

方剤解説

●**酸棗仁湯**（酸棗仁，炙甘草，知母，茯苓，川芎）

●主治：肝血不足，虚火

煩燥，不眠，多夢，よく目が覚める，動悸，盗汗，頭のふらつき，めまい，口渇など。

情動と自律神経系の中枢である「肝」と，意識の覚醒リズムを司る「心」の失調により上記のような症状が起こるという。ストレスというより，ショックなこと，悲しみがあって情緒不安定で眠れない，という場合によい。焦燥感やいらつきが伴うときは柴胡桂枝乾姜湯を併用してもよい。

●**柴胡桂枝乾姜湯**（さいこけいしかんきょうとう）（柴胡，桂枝，乾姜，天花粉（栝楼根），黄芩，牡蛎，炙甘草）

●主治：少陽枢機阻滞，水飲微結

少陽枢機阻滞，水飲微結を説明するつもりはない。本来は傷寒少陽病期の治療薬だが，精神疾患にも転用できる。柴胡，黄芩で情動と自律神経系の中枢である「肝」を安定させ，桂枝で気の巡りをよくし（精神を安定させ），乾姜で胃腸を温め食欲を出させる。天花粉（栝楼根），牡蛎は焦燥感を落ち着けるために用いられている。原典である『傷寒論』には「心煩」という言葉が用いられ，心が煩ってどうにも落ち着かない状況に用いる。

処方例　ツムラ酸棗仁湯　眠前２包。

処方例　ツムラ柴胡桂枝乾姜湯２包，ツムラ酸棗仁湯２包　各朝夕食後。

症例　震災後の PTSD

東日本大震災の後，仙台に住んでいる筆者は余震が続くなか PTSD を煩った。夜中ほんのわずかな揺れを感じても飛び起きて動悸と冷や汗が出る。そんなとき，柴胡桂枝乾姜湯と酸棗仁湯を朝晩飲んだら非常に心が安定した。それをもとに柴胡桂枝乾姜湯のランダム化比較試験を思いついたのである。

第 17 章

漢方の有害事象

POINT

- 漢方の有害事象について QoE の高い研究は行われていない
- しかし経験的によく知られた有害事象については知っておく必要がある

漢方の有害事象について，quality of evidence（QoE）の高い研究は行われていない。わざわざ有害事象について RCT をやる人はいないからだ。しかし経験的によく知られた有害事象については知っておく必要がある。以下のものを押さえておけばよいだろう。

1）附子含有製剤（八味地黄丸，桂枝加朮附湯など多数）

附子はトリカブトの根であり，毒性成分 aconitine を僅かながら残す。それで，軽いものは口周辺の痺れ，ひどい場合は不整脈や血圧低下，呼吸障害を起こすとされる。コントロール不良の高血圧患者や頻脈性不整脈をもつ寒邪では特に注意が必要だ。

2）甘草含有製剤（漢方エキス製剤の 7 割）

甘草は長期服用，あるいは過量服用で低カリウム血症を起こし，それに伴う高血圧，浮腫，不整脈などを起こす。ループ利尿薬と併用するのは基本的に避けるべきである。利尿薬との併用で心不全が増悪し，死に至った症例もある。

3）麻黄含有製剤（麻黄湯，葛根湯，麻杏甘石湯，五虎湯その他多数）

麻黄はエフェドリン，シュードエフェドリンを含むので，過剰摂取すれば高血圧，幻覚，排尿障害などを起こす。コントロール不良な高血圧患者，虚血性心疾患をもつ患者，もともと排尿障害がある患者では特に気をつける。

4）大黄，芒硝含有製剤

当たり前だが，これらは強い下剤であり，過剰に摂取すれば下痢による脱水などを起こす可能性がある。もう一つ，すでに触れたが大黄の瀉下成分はセンノサイドなので，長期に使用すると耐性を起こす。

5）黄芩含有製剤（小柴胡湯ほか多数）

黄芩は単独でも間質性肺炎を起こす場合があるが，インターフェロンと併用することによりそのリスクが高まるため，併用は禁忌である。ただし，もともと間質性肺炎を有する患者に黄芩含有製剤を使って悪化するかどうかは定説がない。

6）山梔子含有製剤（加味逍遙散など複数）

山梔子は長期（数年から十数年）にわたり使用すると，稀であるが静脈硬化性大腸炎を起こすことがある。長期連用は避けること。

第 18 章

終末期医療と漢方

POINT

- オランダでは積極的安楽死を選択することができ合法
- 認知症患者に本人が望むからといって積極的安楽死を認めるべきか
- 積極的安楽死とはそれを選択できる一定の経済条件下にある人の話
- 脾胃の働きの不可逆的消失を寿命の尺度に

以上で各論を終わるが，最後に終末期医療と漢方について論じておく。と言っても終末期にはこの漢方！　などという馬鹿げた話をするつもりはない。

オランダの積極的安楽死

先日，東北大学とオランダのライデン大学との共同研究で，認知症高齢者に対する積極的安楽死に関する各国の意識調査というのを受けた。オランダでは認知症にかかった患者が，まだ物事の判断ができるうちに，積極的安楽死を選ぶケースがあるのだという。それも１人や２人ではない。すでに 100 人を超える早期認知症患者が積極的安楽死を選択し，実際にそうなったというのだ。積極的安楽死の条件には，その疾患がもはや治療法がない，耐えがたい苦痛を伴いそれに対する治療法もない，などの条件が付くのだが（本人自身が選択する能力を有するのは言うまでもない），認知症は確かに治療法がない疾患ではある。一時的に遅らせることはできても根本治療薬は開発されていない。しかし認知症と診断された段階で治療によって取り除くことができない耐えがたい苦痛とは何であろう。

研究者の話では，積極的安楽死を選択した患者の多くが，親の認知症の介護を経験していたという。そして二便を垂れ流し，全介助の状態で何年も過ごす認知症末期を思うと，「それは耐えがたい苦痛だ」とオランダ人は考え，積極的安楽死を選択することが，オランダでは実際に行われていて合法だというのである。

確かに，筆者も職業柄そういう患者を長年診てきた。自分がああなったらと思うと，薄ら寒い気がするのは事実である。自分がそうなった時はもはや自分に判断能力はなく，自分も他人もどうすることもできないのであれば，将来的にそうなることが確定した時点で医療的手段によって死なせてもらう，というのも完全に否定できるものではない。

2 私の両親の場合

しかし，ここで私ごとではあるが私の両親の話をさせてもらう。私の両親はどちらも認知症になり，今はすでにこの世の人ではない。特に父は脳卒中を契機に悪化したアルツハイマー病で，Alzheimer disease with vascular dementia を７年煩った。BPSD（認知症に伴う心理・行動学的症状）もひどかったし誤嚥性肺炎もくり返した。最後には二便を垂れ流し寝たきりになって結局肺炎で死んだ。父は私が小学校６年生のときに家を出て後妻と結婚したのだが，後妻は最後までその父の面倒をよくみた。父が死んだときは父を抱きかかえて泣いた。後妻も父のBPSDには散々悩まされたのだが，結局父を愛し抜いた。先妻の子である私が客観的にそう言うのだから間違いはない。

母は，奇妙な呆け方をした。デパートに買い物に行って，山のように食料品を買い込む。家の冷蔵庫はすでに満杯で，奥で食料が腐っているのに，だ。しかし，電動自転車でデパートには行ってしまう。行くといっても迷子になって，おしっこを垂れ流した状態で保護されたことはあったが。彼女は頑として施設入所を拒んだので，長年，在宅訪問診療にすべての介護保険サービスをぶち込んで過ごしたが，最後には幽鬼のような状態になり弟が強制的に老人ホームに入れた。そうしたら意外や意外，これまで在宅では明らかに「異常だ」としか言いようがなかった母がホームのスタッフとすっかり打ち解け，善いおばあさんになった。その母は結局悪性リンパ腫が再発して死んだが，肺水腫による呼吸困難感はモルヒネでコントロールし，施設のみんなに親しまれて幸せな死に方をした。老人ホームに入るまでは散々異常な言動がひどく，実の息子であるわれわれ兄弟を悩ませ抜いたというのにである。母が老人ホームで亡くなったときは施設の職員が次々に焼香に訪れ，私を驚かせた。

オランダ人はあくまで自分のことは自分で判断するのだろう。親子兄弟といえども他人の価値観に振り回されたくはないのだろう。しかしわが両親のことを思うにつけ，人は社会的存在だなあと改めて思う。本人は垂れ流しで何もわからなくても，あるいはBPSDがひどくても，その人は１人で生きているわけではない。その人を大切に思い，親しんでいる人びとがいれば，当人はその人びとと共に生きてこの世にある。どこまでが自分自身でどこからが他人なのかというのは一概には決められないのである。私は両親を看取って，そのように感じた。そういう社会的存在としての認知症患者に本人が望むからといって積極的安楽死を認めるべきかどうか。私は躊躇せざるを得ない。

3　寝たきりの行き倒れ

もちろんどこの誰でもそうであるわけではない。私はあるとき，東京の寝たきりの行き倒れの死亡確認をしたことがあった。どの区とは言わないが，東京のホームレスにはホームレスのまま行き倒れになる人が多く，都内の医療機関だけではそういう人を引き受けきれないのだそうだ。それで某区では私が勤務していた東北のとある病院と契約して，そういう死にそうな行き倒れをわざわざ東京から運んできて，そこで死亡確認をさせている。これも日本の世相である。私が診た人も，もう連れ込まれた段階で完全に植物状態だった。所持品から氏名はわかった。しかし後は何もわからない。ただカッと目を見開いて天を睨んでいた男性。入院して程なく，その人は死亡した。経過も何もわからない。身寄りもいない。年齢も不明。肺炎はなかったから，これといって死因を特定しようもない。

私はしばらく呻吟したあげく，氏名なにがし，年齢不詳，死亡時刻何月何日何時，死因老衰として自然死にしてしまった。老衰であるから罹病期間は不詳である。何はともあれ，私が医師としてその人を老衰による自然死と認めたことで，警察の出番はなくなり，その人は何事もなかったかのように火葬に付された。もちろん坊さんはいないし葬式も行われなかっただろうが。その人の骨がどう処理されたかまでは私は知らない。医者は死んだ後のことは関知しないのである。

この人がどういう人生を過ごしてどうしてホームレスになりこういう最期を迎えたのかまったくわからないが，おそらくこの人の人生において自分は安楽死を選択すべきかどうか考える機会はなかっただろう。積極的安楽死などというのは，結局そういう選択ができる一定の経済条件下にある人の話である。

4　脾胃の働きの不可逆的消失を寿命の尺度に

中国人は日本人よりはドライな割り切りをするようだ。中国の古代の医学書『黄帝内経』には「胃気なきを逆と曰う。逆なる者は死す」（『素問』平人気象論）とあり，ごく平たく言ってしまえば「食えなくなっちゃあおしめえよ」ということだ。福祉先進国の北欧でも胃瘻だの長期経鼻経管だのということはやらないらしいが，『黄帝内経』の言うこともまったく同じだ。自分で経口摂取しなくなったら寿命，と言うわけである。私は長期経鼻経管を1年以上続けてきた患者で経鼻経管が本当に抜けないのかどうか試してみたら，半数が抜けたという経験をし，英論文にした。しかしこの論文は欧米のジャーナルからは相手にされなかった。そもそも長期的に自力経口摂取が難しいであろう患者に経鼻経管を入れたのが間違っている，という指摘を受けた。結局インドの家庭医学のジャーナルが採用してくれた。インドの事情はわからないが，インド人にはこの問題意識が理解できたらしい[39]。

中国伝統医学の中に，運気論という考え方がある。運気論によれば，自然には一定の法則があり，人間はその自然の一部であるから，人間もまたその自然法則に支配される。自然現象を動かす根本は気であり，人間も自然の気を取り入れなければ生きていけない。その気を取り入れるのは呼吸と飲食，すなわち肺か脾胃しかないから，いずれかが止まってしまえば生命は終わる。そういう考え方からすると，脾胃の働きが不可逆的に失われた段階で，その人の生命は終わってしまうのだ。これがすなわち，「胃気なきを逆と曰う。逆なる者は死す」である。実

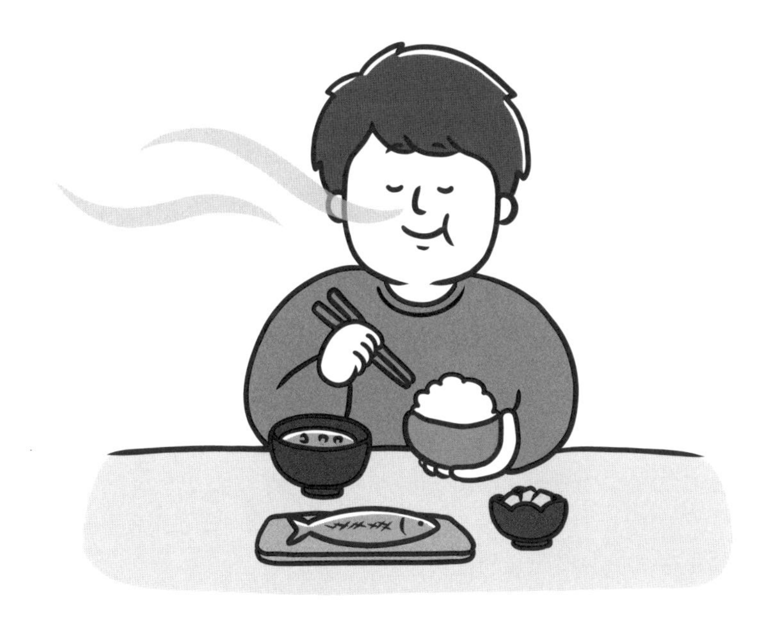

人は呼吸と飲食で自然の気を取り入れる

際に北欧の人も，古代の中国人もそう考えているのである。

認知症の治療薬の開発がことごとく失敗していることをふまえていえば，どこかで医療に一線を引かなくてはならないので，脾胃の働きが不可逆的に生命を維持することができない段階に至ったときには，それを 1 つの寿命とみなすという考え方が，これからはわが国でも主流になっていいのではないかと筆者は考えている。

いずれにせよ，五臓を分けて考えるのは，西洋医学が得意なのでそちらに任せておいたほうがよい。伝統医学側から提起しなくてはならないのは，運気論ではないか。私の両親の例にみるがごとく，人は寝たきりになっても周囲の人びとの愛情があれば生きていられる社会的存在である。とともに，人は自然と切り離しては生きられない。天地の気が人の身体の内外で交流して人は生きている。大自然の一部なのである。その気の交流が不可能になったときは，その人は自然に還るべきであって，すなわち寿命である。これが運気論から導かれる結論だ。オランダ人のような積極的安楽死ではないが，そういう寿命を迎えた人間に胃瘻を作り，経鼻経管を突っ込み，それを抜くからといってベッドに抑制しているのでは，もはや何をしているのかわからない。それは医療とは呼べない。拷問である。現在の日本の医療はそういう部分にまで足を踏み入れてしまっている。これはどこかで断ちきらねばなるまい。

引用文献

(1) Sakisaka N, Mitani K, Sempuku S, et al：A Clinical Study of Ninjin'yoeito With Regard to Frailty. Front Nutr. 2018 Sep 24；5：73. doi：10.3389/fnut.2018.00073. PMID：30320119；PMCID：PMC6165905.

(2) Hirai K, Homma T, Matsunaga T, et al：Usefulness of Ninjin'yoeito for Chronic Obstructive Pulmonary Disease Patients with Frailty. J Altern Complement Med. 2020 Aug；26(8)：750-757. doi：10.1089/acm.2020.0083. Epub 2020 Jun 17. PMID：32551796.

(3) Takayama S, Arita R, Kikuchi A, et al：Clinical Practice Guidelines and Evidence for the Efficacy of Traditional Japanese Herbal Medicine (Kampo) in Treating Geriatric Patients. Front Nutr. 2018 Jul 23；5：66. doi：10.3389/fnut.2018.00066. PMID：30083536；PMCID：PMC6064728.

(4) Appendix-Composition and Indications of 148 Ethical Prescriptions. KAIM (The Journal of Kampo, Acupuncture, and Integrative Medicine) Special Edition-Current Kampo Medicine. November 2006, http://www.kaim.us/special_TOC.html

(5) Irifune K, Hamada H, Ito R, et al：Antitussive effect of bakumondoto a fixed kampo medicine (six herbal components) for treatment of post-infectious prolonged cough：controlled clinical pilot study with 19 patients. Phytomedicine. 2011 Jun 15；18(8-9)：630-3. doi：10.1016/j.phymed.2011.02.017

(6) Nishizawa Y, Nishizawa Y, Yoshioka F, et al：Efficacy and safety of Chinese traditional medicine, Niu-Che-Shwn-Qi-Wan (Japanese name：goshajinki-gan) versus propiverine hydrochloride on health-related quality of life in patients with overactive bladder in prospective randomized comparative study [in Japanese]. Kampo New Ther. 2007；16：131-42.

(7) Terasawa K, Shimada Y, Kita T, et al：Choto-san in the treatment of vascular dementia：a double-blind, placebo-controlled study. Phytomedicine. 1997 Mar；4(1)：15-22.

(8) Maruyama M, Tomita N, Iwasaki K, et al：Benefits of combining donepezil plus traditional Japanese herbal medicine on cognition and brain perfusion in Alzheimer's disease：a 12-week observer-blind, donepezil monotherapy controlled trial. J Am Geriatr Soc. 2006 May；54(5)：869-71.

(9) Kudoh C, Arita R, Honda M, et al：Effect of ninjin'yoeito, a Kampo (traditional Japanese) medicine, on cognitive impairment and depression in patients with Alzheimer's disease: 2 years of observation. Psychogeriatrics. 2016 Mar；16(2)：85-92. doi: 10.1111/psyg.12125. Epub 2015 Apr 27. PMID：25918972.

(10) Shin HY, Kim HR, Jahng GH, et al：Efficacy and safety of Kami-guibi-tang for mild cognitive impairment：a pilot, randomized, double-blind, placebo-controlled trial. BMC Complement Med Ther. 2021 Oct 7；21(1)：251. doi：10.1186/s12906-021-03428-6. PMID：34620151；PMCID：PMC8495912.

(11) Iwasaki K, Kobayashi S, Chimura Y, et al：Effects of the Chinese herbal medicine "Ba-wei-di-huang Wan" in the treatment of dementia：A SPECT cerebral blood flow examination and a randomized, double-blind, placebo-controlled clinical trial for cognitive function and ADL.

Geriatrics and Gerontology International. 2004 ; 4 : 124-128.
(12) Iwasaki K, Kobayashi S, Chimura Y, et al : A randomized, double-blind, placebo-controlled clinical trial of the Chinese herbal medicine "ba wei di huang wan" in the treatment of dementia. J Am Geriatr Soc. 2004 Sep ; 52(9) : 1518-21.
(13) Iwasaki K, Satoh-Nakagawa T, Maruyama M, et al : A randomized, observer-blind, controlled trial of the traditional Chinese medicine Yi-Gan San for improvement of behavioral and psychological symptoms and activities of daily living in dementia patients. J Clin Psychiatry. 2005 Feb ; 66(2) : 248-52.
(14) Furukawa K, Tomita N, Uematsu D, et al : Randomized double-blind placebo-controlled multicenter trial of Yokukansan for neuropsychiatric symptoms in Alzheimer's disease. Geriatr Gerontol Int. 2017 Feb ; 17(2) : 211-218. doi : 10.1111/ggi.12696. Epub 2015 Dec 29.
(15) Matsunaga S, Kishi T, Iwata N : Yokukansan in the Treatment of Behavioral and Psychological Symptoms of Dementia : An Updated Meta-Analysis of Randomized Controlled Trials. J Alzheimers Dis. 2016 Sep 6 ; 54(2) : 635-43.
(16) Nogami T, et al : Traditional Chinese Medicine, Jia Wei Gui Pi Tang, Improves Behavioral and Psychological Symptoms of Dementia and Favorable Positive Emotions in Patients. Psycogeriatrics in revision
(17) Cheng Chung-Wah, Bian Zhao-Xiang, Zhu Li-Xing, et al : Efficacy of a Chinese herbal proprietary medicine (Hemp Seed Pill) for functional constipation. Am J Gastroenterol. 2011 Jan ; 106(1) : 120-9.
(18) Yang M, Feng Y, Zhang YL, et al : Herbal formula MaZiRenWan (Hemp Seed Pill) for constipation : A systematic review with meta-analysis. Phytomedicine. 2021 Feb ; 82 : 153459. doi: 10.1016/j.phymed.2021.153459. Epub 2021 Jan 5. PMID: 33486266.
(19) Numata T, Takayama S, Tobita M, et al : Traditional Japanese Medicine Daikenchuto Improves Functional Constipation in Poststroke Patients. Evid Based Complement Alternat Med. 2014 ; 2014 : 231258
(20) Yoshikawa K, Shimada M, Wakabayashi G, et al : Effect of Daikenchuto, a Traditional Japanese Herbal Medicine, after Total Gastrectomy for Gastric Cancer : A Multicenter, Randomized, Double-Blind, Placebo-Controlled, Phase II Trial. J Am Coll Surg. 2015 Aug ; 221(2) : 571-8.
(21) Iwasaki K, Wang Q, Nakagawa T, et al : The traditional Chinese medicine banxia houpo tang improves swallowing reflex. Phytomedicine. 1999 May ; 6(2) : 103-6.
(22) Iwasaki K, Wang Q, Seki H, et al : The effects of the traditional Chinese medicine, "Banxia Houpo Tang(Hange-Koboku To)" on the swallowing reflex in Parkinson's disease. Phytomedicine. 2000 Jul ; 7(4) : 259-63.
(23) Iwasaki K, Cyong JC, Kitada S, et al : A traditional Chinese herbal medicine, banxia houpo tang, improves cough reflex of patients with aspiration pneumonia. J Am Geriatr Soc. 2002 Oct ; 50(10) : 1751-2.
(24) Iwasaki K, Kato S, Monma Y, et al : A pilot study of banxia houpu tang, a traditional Chinese medicine, for reducing pneumonia risk in older adults with dementia. J Am Geriatr Soc. 2007 Dec ;

55(12):2035-40.

(25) Kawago K, Nishibe T, Shindo S, et al:A Double-Blind Randomized Controlled Trial to Determine the Preventive Effect of Hangekobokuto on Aspiration Pneumonia in Patients Undergoing Cardiovascular Surgery. Ann Thorac Cardiovasc Surg. 2019 Dec 20;25(6):318-325. doi: 10.5761/atcs.oa.19-00128. Epub 2019 Jul 18. PMID: 31316037;PMCID:PMC6923725.

(26) Iwasaki K, Wang Q, Satoh N, et al:Effects of qing fei tang (TJ-90) on aspiration pneumonia in mice. Phytomedicine. 1999 May;6(2):95-101.

(27) Oteki T, Ishikawa Asuka, Sasaki Yoshie et al:Effects of rikkunshi-to treatment on chemotherapy-induced appetite loss in patients with lung cancer:A prospective study. Exp Ther Med. 2016 Jan;11(1):243-246.

(28) Takiguchi S, Hiura Y, Takahashi T, et al:Effect of rikkunshito, a Japanese herbal medicine, on gastrointestinal symptoms and ghrelin levels in gastric cancer patients after gastrectomy. Gastric Cancer. 2013 Apr;16(2):167-74.

(29) Li G, Cai L, Jiang H, et al:Compound Formulas of Traditional Chinese Medicine for the Common Cold:Systematic Review of Randomized, Placebo-controlled Trials. Altern Ther Health Med. 2015 Nov-Dec;21(6):48-57.

(30) Saito N, Kikuchi A, Yamaya M, et al:Kakkonto Inhibits Cytokine Production Induced by Rhinovirus Infection in Primary Cultures of Human Nasal Epithelial Cells. Front Pharmacol. 2021 Aug 31;12:687818. doi: 10.3389/fphar.2021.687818. PMID:34531740;PMCID:PMC8438568.

(31) Zhao Z, Li Y, Zhou L, et al:Prevention and treatment of COVID-19 using Traditional Chinese Medicine:A review. Phytomedicine. 2021 May;85:153308. doi:10.1016/j.phymed.2020.153308. Epub 2020 Aug 20. PMID:32843234;PMCID: PMC7439087.

(32) Kubo T, Nishimura H:Antipyretic effect of Mao-to, a Japanese herbal medicine, for treatment of type A influenza infection in children. Phytomedicine. 2007 Feb;14(2-3):96-101.

(33) Nabeshima S, Kashiwagi K, Ajisaka K, et al:A randomized, controlled trial comparing traditional herbal medicine and neuraminidase inhibitors in the treatment of seasonal influenza. Journal of infection and chemotherapy. 2012;18(4):534-43.

(34) Wang Lei, Zhang Rui-Ming, Liu Gui-Ying, et al:Chinese herbs in treatment of influenza:a randomized, double-blind, placebo-controlled trial. Respir Med. 2010 Sep;104(9):1362-9.

(35) Kitahara M, Takayama S, Akaishi T, et al:Hochuekkito can Prevent the Colonization of Methicillin-Resistant Staphylococcus aureus in Upper Respiratory Tract of Acute Stroke Patients. Front Pharmacol. 2021 Jun 28;12:683171. doi: 10.3389/fphar.2021.683171. PMID:34262453;PMCID:PMC8273298.

(36) Chen Christopher, Venketasubramanian N, Gan Robert N, et al:Danqi Piantang Jiaonang (DJ), a traditional Chinese medicine, in poststroke recovery. Stroke. 2009 Mar;40(3):859-63.

(37) Christopher L H Chen, Sherry H Y Young, Herminigildo H Gan, et al:Chinese medicine neuroaid efficacy on stroke recovery:a double-blind, placebo-controlled, randomized study. Stroke. 2013 Aug;44(8):2093-100.

(38) Takehiro Numata, Shen GunFan, Shin Takayama, et al:Treatment of Posttraumatic Stress

Disorder Using the Traditional Japanese Herbal Medicine Saikokeishikankyoto : A Randomized, Observer-Blinded, Controlled Trial in Survivors of the Great East Japan Earthquake and Tsunami. Evid Based Complement Alternat Med. 2014 : 683293. doi : 10.1155/2014/683293. Epub 2014 Mar 24.

(39) Nogami T, Kurachi M, Hukushi T, et al : Recovery of oral feeding in Japanese elderly people after long-term tube feeding : A challenge in Miyama Hospital. J Family Med Prim Care. 2020 ; 9 (8) : 3977-3980. doi : 10.4103/jfmpc.jfmpc_567_20. PMID : 33110796 ; PMCID : PMC7586527.

表1　高齢者に有用性が示唆されるわが国の医療用漢方製剤のリスト
(日本老年医学会編:高齢者の安全な薬物療法ガイドライン2015. 日本老年医学会, 東京, 2015, p.139-151 を一部改変)

漢方製剤	推奨される使用法	注意事項	参考にしたガイドラインまたは文献
抑肝散	認知症(アルツハイマー型, レビー小体型, 脳血管性)に伴う行動・心理症状のうち陽性症状(興奮, 妄想, 幻覚など)を有し, 非薬物療法および認知症治療薬(コリンエステラーゼ阻害薬, メマンチン;適応のある病態のみ)による効果が不十分な場合に使用を考慮する。本方剤が無効な場合あるいは緊急な対応を要する例では, リスクと必要性を勘案の上, 抗精神病薬の使用を考慮する。	甘草含有製剤であり低カリウム血症に注意する。肝機能障害を起こすことがある。稀に認知症に伴う行動・心理症状を悪化させることがある。主に陽性症状を緩和する薬剤であり, 陰性症状や認知機能には無効。高齢者では1日投与量の2/3程度から開始すること, レビー小体病で幻視が夜間に集中する場合は1日投与量の1/3を眠前投与でも有効性が期待できること, 開始後1ヶ月ほどで必ず血中カリウム濃度を測定すること。	[5] [6] [7] [8] [9]
半夏厚朴湯	脳卒中患者, パーキンソン病患者において嚥下反射, 咳反射が低下し, 誤嚥性肺炎の既往があるか, その恐れがある場合。	過敏症(発疹)	[14] [15] [16]
大建中湯	1. 腹部術後早期の腸管蠕動不良がある場合 2. 脳卒中患者で慢性便秘を呈する場合。	間質性肺炎と肝障害の報告がある(症例数はいずれもまれ)。	[18] [24]
補中益気湯	慢性閉塞性肺疾患など, 慢性あるいは再発性炎症性疾患患者における炎症指標及び栄養状態が改善しない場合。	甘草含有製剤であり低カリウム血症に注意する。	[25] [26]
麻子仁丸	慢性便秘, 排便困難全般。	麻子仁丸は穏やかに作用し, 通常高齢者でも下痢などの恐れは低い。	[17]

[5] Iwasaki K, Satoh-Nakagawa T, Maruyama M, et al : A randomized, observer-blind, controlled trial of the traditional Chinese medicine Yi-Gan San for improvement of behavioral and psychological symptoms and activities of daily living in dementia patients. The Journal of clinical psychiatry, 2005 ; 66 (2) : 248-52.
[6] Matsuda Y, Kishi T, Shibayama H, Iwata N : Yokukansan in the treatment of behavioral and

psychological symptoms of dementia : a systematic review and meta-analysis of randomized controlled trials. Human psychopharmacology, 2013 ; 28 (1) : 80-6.
[7] Mizukami K, Asada T, Kinoshita T, et al : A randomized cross-over study of a traditional Japanese medicine (kampo) , yokukansan, in the treatment of the behavioural and psychological symptoms of dementia. The international journal of neuropsychopharmacology / official scientific journal of the Collegium Internationale Neuropsychopharmacologicum (CINP) , 2009 ; 12 (2) : 191-9.
[8] Okahara K, Ishida Y, Hayashi Y, et al : Effects of Yokukansan on behavioral and psychological symptoms of dementia in regular treatment for Alzheimer's disease. Progress in neuropsychopharmacology & biological psychiatry, 2010 ; 34 (3) : 532-6.
[9] Monji A, Takita M, Samejima T, et al : Effect of yokukansan on the behavioral and psychological symptoms of dementia in elderly patients with Alzheimer's disease. Progress in neuropsychopharmacology & biological psychiatry, 2009 ; 33 (2) : 308-11.
[14] Iwasaki K, Wang Q, Nakagawa T, et al : The traditional Chinese medicine banxia houpo tang improves swallowing reflex. Phytomedicine, 1999 May ; 6 (2) : 103-6.
[15] Iwasaki K, Cyong JC, Kitada S, et al : A traditional Chinese herbal medicine, banxia houpo tang, improves cough reflex of patients with aspiration pneumonia. J Am Geriatr Soc, 2002 ; Oct ; 50 (10) : 1751-2.
[16] Iwasaki K, Kato S, Monma Y, et al : A pilot study of banxia houpu tang, a traditional Chinese medicine, for reducing pneumonia risk in older adults with dementia. Journal of the American Geriatrics Society, 2007 ; 55 (12) : 2035-40.
[17] Cheng C, Bian Z, Zhu L, et al : Efficacy of a Chinese herbal proprietary medicine (Hemp Seed Pill) for functional constipation. The American journal of gastroenterology, 2011 ; 106 (1) : 120-9.
[18] Numata T, Takayama S, Tobita M, et al : Traditional Japanese Medicine Daikenchuto Improves Functional Constipation in Poststroke Patients. Evidence-Based Complementary and Alternative Medicine. 2014 ; 231258.
[24] Yoshikawa K, Shimada M, Wakabayashi G, et al : Effect of Daikenchuto, a traditional Japanese herbal medicine, after total gastrectomy for gastric cancer : A multicenter, randomized, double-blind, placebo-controlled, phase II trial. J Am Coll Surg 2015 ; 221 : 571-8.
[25] Shinozuka N, Tatsumi K, Nakamura A, et al : The traditional herbal medicine Hochuekkito improves systemic inflammation in patients with chronic obstructive pulmonary disease. Journal of the American Geriatrics Society, 2007 ; 55 (2) : 313-4.
[26] Tatsumi K, Shinozuka N, Nakayama K, et al : Hochuekkito improves systemic inflammation and nutritional status in elderly patients with chronic obstructive pulmonary disease. Journal of the American Geriatrics Society, 2009 ; 57 (1) : 169-70.

表2　高齢者に有用性が示唆されるが，わが国での一般的使用が困難な生薬・東アジア伝統医薬品のリスト
(日本老年医学会編：高齢者の安全な薬物療法ガイドライン2015. 日本老年医学会, 東京, 2015, p.139-151 を一部改変)

薬物	有効性のデータ	注意事項	参考にしたガイドラインまたは文献
丹書偏癱胶嚢	脳卒中後遺症における自主機能回復や日常生活動作の改善が見込まれる。	脳卒中発症後72時間以内に投与しても有効性は確認されていない。重篤な副作用は報告されていない。	[10] [11] [12]
加味温胆湯	単体でドネペジルにほぼ匹敵しうる認知機能改善作用を有し，またドネペジルとの併用で認知機能や脳血流の改善を認めた。	甘草含有製剤であり低カリウム血症に注意する。煎じ薬のみ。	[2]
复智散	軽度認知障害患者において服用12週後にADAS-cog，NPI 及び regional cerebral glucose 取り込みを有意に改善させた。	黄芩含有製剤であることに注意する。	[1]
脂必泰	中等度から高度の心血管性疾患リスクを有する患者で血中コレステロール濃度を有意に減少させた。	重篤な副作用は報告されていない。	[38]
CCH1 (人参，乾姜，甘草，附子，大黄)	長期要介護高齢者の便秘に有効であった。	甘草，附子，大黄を含むためそれぞれの有害事象に注意が必要。	[19]
降濁清肝	イルベサルタンと同程度に収縮期並びに拡張期血圧を低下させる。さらに5週間の服用で腹囲を有意に低下させた。	特になし	[39]
安体威	インフルエンザ症状を呈する患者並びに確定診断の着いたインフルエンザ患者において，プラセボと比較して有意に回復を早め，症状重症度を50%改善させた。	特になし	[28]

連花清瘟胶囊	オセルタミビルと比較してmedian duration of illnessならびにmedian duration of viral sheddingが同程度であった。さらに連花清瘟胶囊は発熱，咳，咽頭痛，倦怠感をオセルタミビルより有意に早く改善させた。	特になし	[29]
复方丹参滴丸	ニトロ化合物と比較して狭心症症状を有意に改善させ，心電図所見も有意に改善させた。	有害事象の発現率は2.4%（内訳不詳）でニトロ化合物(29.7%)より有意に低かった。	[32]
Free and Easy Wanderer Plus	脳卒中後の鬱症状をフルオキセチンと同等に改善した。	甘草含有製剤であり低カリウム血症に注意する。	[13]
消張貼膏	肝硬変の腹水を改善させた。貼付剤である。	有害事象の報告はない。ただし沈香，麝香を含むので高価であろうと考えられる。	[20]
糖足癒膏	糖足癒膏は糖尿病患者の下肢の潰瘍を有意に改善させた。	特になし	[21]
仙靈骨葆胶囊	閉経後の女性において使用6ヶ月後の腰椎骨密度を有意に改善させた。	1年間の使用で有害事象を認めなかった。	[22]
加味逍遥散	Functional Dyspepsia（FD）を改善する。	中国からのRCT（文献34）によればFDに有効であったとされるが，日本では一般に全てのFDに有効とは考えられていない。通常対象となるのは精神的ストレス要因の強いFDである。甘草含有製剤であり低カリウム血症に注意する。山梔子を含有しており，長期投与により静脈硬化性大腸炎を生じる報告があり注意が必要。	[30]

[1] Bi M, Tong S, Zhang Z, et al：Changes in cerebral glucose metabolism in patients with mild-to-moderate Alzheimer's disease：a pilot study with the Chinese herbal medicine fuzhisan. Neuroscience letters, 2011；501 (1)：35-40.

[2] Maruyama M, Tomita N, Iwasaki K, et al：Benefits of combining donepezil plus traditional Japanese herbal medicine on cognition and brain perfusion in Alzheimer's disease：a 12-week observer-blind, donepezil monotherapy controlled trial. Journal of the American Geriatrics Society, 2006；54 (5)：869-71.

[10] Siddiqui FJ, Venketasubramanian N, Chan ES, Chen C：Efficacy and safety of MLC601

(NeuroAiD), a traditional Chinese medicine, in poststroke recovery : a systematic review. Cerebrovascular diseases (Basel, Switzerland), 2013 ; 35 Suppl 1 : 8-17.
[11] Chen CL, Young SH, Gan HH, et al : Chinese medicine neuroaid efficacy on stroke recovery : a double-blind. placebo-controlled, randomized study. Stroke ; a journal of cerebral circulation, 2013 ; 44 (8) : 2093-100.
[12] Chen C, Venketasubramanian N, Gan R, et al : Danqi Piantang Jiaonang (DJ), a traditional Chinese medicine, in poststroke recovery. Stroke ; a journal of cerebral circulation, 2009 ; 40 (3) : 859-63.
[13] Li LT, Wang SH, Ge HY, et al : The beneficial effects of the herbal medicine Free and Easy Wanderer Plus (FEWP) and fluoxetine on post-stroke depression. Journal of alternative and complementary medicine (New York, N.Y.). 2008 ; 14 (7) : 841-6.
[19] Huang CH, Su YC, Li TC, et al : Treatment of constipation in long-term care with Chinese herbal formula : a randomized, double-blind placebo-controlled trial. Journal of alternative and complementary medicine (New York, N.Y.), 2011 ; 17 (7) : 639-46.
[20] Xing F, Tan Y, Yan GJ, et al : Effects of Chinese herbal cataplasm Xiaozhang Tie on cirrhotic ascites. Journal of ethnopharmacology, 2012 ; 139 (2) : 343-9.
[21] Li S, Zhao J, Liu J, et al : Prospective randomized controlled study of a Chinese herbal medicine compound Tangzu Yuyang Ointment for chronic diabetic foot ulcers : a preliminary report. Journal of ethnopharmacology, 2011 ; 133 (2) : 543-50.
[22] Zhu HM, Qin L, Garnero P, et al : The first multicenter and randomized clinical trial of herbal Fufang for treatment of postmenopausal osteoporosis. Osteoporosis international : a journal established as result of cooperation between the European Foundation for Osteoporosis and the National Osteoporosis Foundation of the USA, 2012 ; 23 (4) : 1317-27.
[28] Wang L, Zhang RM, Liu GY, et al : Chinese herbs in treatment of influenza : a randomized, double-blind, placebo-controlled trial. Respiratory medicine, 2010 ; 104 (9) :1362-9 (2010)
[29] Duan ZP, Jia ZH, Zhang J, et al : Natural herbal medicine Lianhuaqingwen capsule anti-influenza A (H1N1) trial : a randomized, double blind, positive controlled clinical trial. Chinese medical journal, 2011 ; 124 (18) : 2925-33.
[30] Qin F, Huang X, Ren P : Chinese herbal medicine modified xiaoyao san for functional dyspepsia : meta-analysis of randomized controlled trials. Journal of gastroenterology and hepatology, 2009 ; 24 (8) : 1320-5.
[32] Wang G, Wang L, Xiong ZY, et al : Compound salvia pellet, a traditional Chinese medicine, for the treatment of chronic stable angina pectoriscompared with nitrates : a meta-analysis. Medical science monitor : international medical journal of experimental and clinical research, 2006 ; 12 (1) : SR1-7.
[38] Xu DY, Shu J, Huang QY, et al : Evaluation of the lipid lowering ability, anti-inflammatory effects and clinical safety of intensive therapy with Zhibitai, a Chinese traditional medicine. Atherosclerosis, 2010 ; 211 (1) : 237-41.
[39] Tong XL, Lian FM, Zhou Q, et al : Prospective multicenter clinical trial of Chinese herbal formula JZQG (Jiangzhuoqinggan) for hypertension. American journal of Chinese medicine, 2013 ; 41 (1) : 33-42.

新版のあとがき

本書は，以前，筆者が日本老年医学会のガイドライン作成に関わったことを契機に書かれた『高齢者のための漢方診療』（丸善出版）を大幅に改訂したものである。あの本は2016年に書かれたから，それ以降，漢方のエビデンスはどれくらい増えたかと期待したが，実際検索してみると大して増えていなかった。だから新たに紹介できたエビデンスはあまりない。前回の本では最終章にフレイルをおいたが，その後フレイルに関する認識が深まったので，これを最初に持ってきた。最終章は「終末期医療」とした。これは筆者自身がこの間に両親を看取った経験が深く影響している。

中国伝統医学は数千年（3千年だったり，4千年だったり，数え方によって違うが）の歴史を持ち，遣唐使によってそれが日本にもたらされ，日本でも発展を遂げてから最早千数百年が経つ。日本では江戸時代に中国伝統医学とは一線を画す「漢方医学」が生まれたことになっているが，初版を書いたときと変わらず積極的に自国の伝統医学を進歩発展させていくという流れにはなっていない。英論文数こそ千本ちょっとから2千本ほどに増えたが，その間，中医学の英論文は4万6千本から10万本以上に増えたのだから，差は開くばかりだ。漢方のhow to本は次から次へと売り出されては消えていくが，こうした現状を踏まえて今後の漢方医学はいかにあるべきかを正面から論じた本はない。しょせん日本人は小手先の用が足りればそれでよいのだろうか。しかし筆者が初版以降警鐘乱打を続けたことは，まったく無駄というわけでもなかった。日本でも何しろ英論文が千本から2千本に増えた，つまり千本増えたのだから，そのぶん頑張った人たちがあちこちにいたわけである。私の髪の毛は随分減ったが，漢方の英論文は増えたのだ。しかしまだまだ一部の人の個人的な頑張りによる面が大きい。国も日本東洋医学会も，より一層の意識改革を必要としている。

なお，日本で中医学を扱っているおもな学会は，日本中医薬学会である。学会のホームページはググればすぐわかる。日本中医学会というのもあるそうだが，そちらはそれほどメジャーではない。

岩崎鋼

索　引

【著者略歴】

岩崎　鋼（Iwasaki　Koh）

1964年生まれ。1990年東北大学医学部卒，東北大学大学院医学系研究科（内科学系）修了，医学博士。東北大学大学院医学系研究科先進漢方治療医学講座准教授，臨床教授，国立病院機構西多賀病院漢方医学センター長・臨床研修部長，総合南東北病院在宅医療センター長兼漢方医学センター長，名取熊野堂病院副院長などを経て，現在，芳縁あゆみ野クリニック（宮城県石巻市）院長。

著書に日本老年医学会『高齢者の安全な薬物療法ガイドライン2015』の12章「漢方薬・東アジア伝統医薬品」（執筆），『高齢者のための漢方診療』（共著，丸善出版）など。

英論文：

Iwasaki K et al：A randomized, double-blind, placebo-controlled clinical trial of the Chinese herbal medicine "ba wei di huang wan" in the treatment of dementia. J Am Geriatr Soc 52 (9)：1518-21, 2004

Iwasaki K et al：A randomized, observer-blind, controlled trial of the traditional Chinese medicine Yi-Gan San for improvement of behavioral and psychological symptoms and activities of daily living in dementia patients. J Clin Psychiatry 66 (2)：248-52, 2005

Iwasaki K et al：A pilot study of banxia houpu tang, a traditional Chinese medicine, for reducing pneumonia risk in older adults with dementia. J Am Geriatr Soc 55 (12)：2035-40, 2007

Okitsu R, Iwasaki K et al：Development of a questionnaire for the diagnosis of Qi stagnation. Complement Ther Med 20 (4)：207-17, 2012

Nogami T, Kurachi M, Hukushi T, Iwasaki K：Recovery of oral feeding in Japanese elderly people after long-term tube feeding：A challenge in Miyama Hospital. J Family Med Prim Care 9：3977-80, 2020

など46本。

新版・高齢者のための漢方診療

2023年２月20日　　第１版　第１刷発行

著　者　　岩崎　鋼
発行者　　井ノ上　匠
発行所　　東洋学術出版社

〒272-0021　千葉県市川市八幡2-16-15-405
販売部：電話 047（321）4428　FAX 047（321）4429
e-mail　hanbai@chuui. co. jp
編集部：電話 047（335）6780　FAX 047（300）0565
e-mail　henshu@chuui. co. jp
ホームページ　http://www. chuui. co. jp/

装幀――山口 方舟　　イラスト――めんたまんた
印刷・製本――モリモト印刷株式会社
◎定価はカバーに表示してあります　◎落丁，乱丁本はお取り替えいたします
2023 Printed in Japan ©　　ISBN 978 - 4 - 910643 - 79 - 3　C3047